DAS KOCHBUCH DER KREBSDIÄT

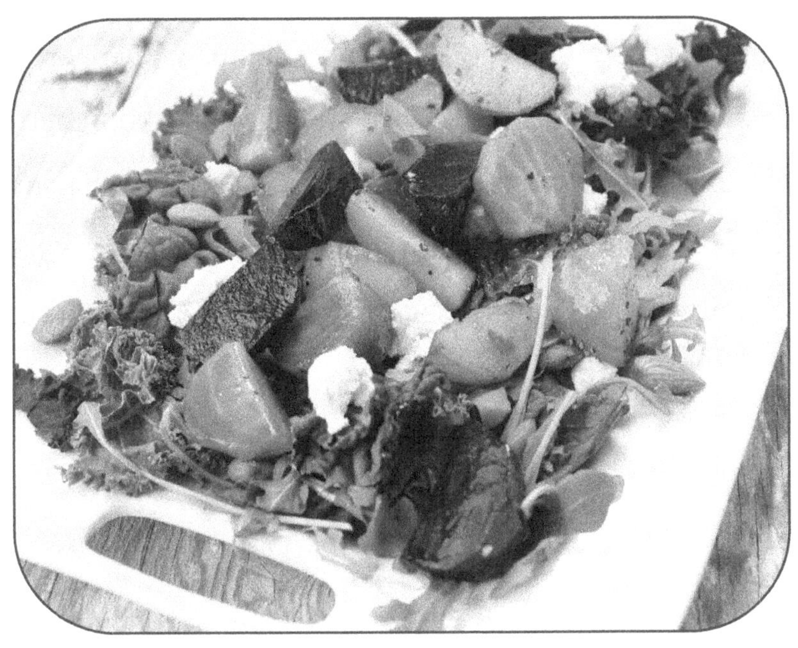

Gesunde und nahrhafte Rezepte zur Behandlung, Verbesserung und Genesung.

KERRY O. SMITH

URHEBERRECHT

Copyright © by Kerry O. Smith 2024.

Alle Rechte vorbehalten.

Bevor dieses Dokument vervielfältigt oder in irgendeiner Weise vervielfältigt wird, muss die Zustimmung des Herausgebers eingeholt werden. Daher können die darin enthaltenen Inhalte weder elektronisch gespeichert, übertragen noch in einer Datenbank aufbewahrt werden. Das Dokument darf ohne Genehmigung des Herausgebers oder Erstellers weder ganz noch teilweise kopiert, gescannt, gefaxt oder aufbewahrt werden.

INHALTSVERZEICHNIS

EINLEITUNG

Als registrierte Ernährungsberaterin habe ich aus erster Hand gesehen, welchen großen Einfluss die Auswahl der Lebensmittel auf unsere Gesundheit hat, insbesondere wenn es um eine Krebsdiagnose geht. Eine Krebsbehandlung ist zwar notwendig, um die Krankheit zu bekämpfen, kann aber häufig dazu führen, dass Sie sich müde fühlen und mit Nebensymptomen wie Müdigkeit, Übelkeit und Appetitproblemen zu kämpfen haben. Die gute Nachricht ist, dass die Ernährung zu einem wirksamen Werkzeug in Ihrem Kampf werden kann, das es Ihnen ermöglicht, die natürlichen Heilungskräfte Ihres Körpers zu unterstützen und die Behandlung mit größerer Widerstandsfähigkeit zu steuern.

Stell dir deinen Körper als Schlachtfeld vor. Krebs unterbricht die normale Funktion der Zellen, und die Behandlung zielt darauf ab, die abnormen Zellen auszurotten. Dieser Kampf wirkt sich jedoch auch auf gesunde Zellen aus, was zu nachteiligen Folgen führt. Hier kommt die Ernährung als Geheimwaffe ins Spiel. Indem Sie Ihrem Körper die richtigen Bausteine durch wichtige Vitamine, Mineralien, Proteine und gesunde Fette geben, gewinnt er die Kraft, die er benötigt, um zu heilen, die Therapie zu tolerieren und das allgemeine Wohlbefinden aufrechtzuerhalten. Jeder Bissen, den Sie zu sich nehmen, ist eine strategische Entscheidung. Wenn Sie Ihren Teller mit nährstoffreichem Obst, Gemüse und Vollkornprodukten füllen, versorgt Sie Ihren Körper mit Antioxidantien, die helfen, freie Radikale zu bekämpfen – schädliche Moleküle, die gesunde Zellen schädigen. Magere Proteinquellen wie Fisch, Huhn oder Bohnen liefern die Bausteine, die zur Reparatur von Gewebe und zur Unterstützung eines starken Immunsystems benötigt werden. Gesunde Fette, die in Nüssen, Samen und Avocados enthalten sind, liefern essentielle Fettsäuren für die Energieproduktion und Zellfunktion. Durch die bewusste Auswahl dieser Lebensmittel nährst du deinen Körper aktiv und stärkst seine Abwehrkräfte.

Vor allem kann der Umgang mit einer Krebsdiagnose emotional belastend sein, und die Idee der Essensplanung mag wie ein zusätzliches Gewicht erscheinen. Aber hier ist der Schlüssel: Winzige, gute Anpassungen können eine erhebliche Wirkung haben. Beginnen Sie damit, sich darauf zu konzentrieren, mehr Obst und Gemüse in Ihre tägliche Routine aufzunehmen. Vielleicht ist es ein lebendiger Obstsalat zum Frühstück oder das Servieren von geröstetem Gemüse zum Abendessen. Wählen Sie magere Proteinquellen, die Sie bevorzugen, und scheuen Sie sich nicht, neue Kochtechniken wie Backen oder Grillen auszuprobieren, um Nährstoffe zu erhalten.

Die Reise muss nicht alleine zurückgelegt werden. Als Ihre registrierte Ernährungsberaterin bin ich hier, um mit Ihnen zusammenzuarbeiten. Wir können zusammenarbeiten, um einen personalisierten Ernährungsplan zu entwickeln, der Ihre individuellen Bedürfnisse, Geschmacksvorlieben und Nebenwirkungen von Medikamenten berücksichtigt. Ich beantworte Ihre Fragen, gebe Ratschläge, wie Sie Nebenwirkungen durch die Ernährung bewältigen können, und schlage Ideen für die Planung von Mahlzeiten vor, die eine gesunde Ernährung einfach und angenehm machen.

Die Krebstherapie ist ein Marathon, kein Sprint. Wenn Sie die Macht der Ernährung verstehen und eine intelligente Lebensmittelauswahl treffen, kann Ihr Körper sich wehren und sich mit mehr Kraft und Energie erholen. Denken Sie daran, dass Sie nicht einfach nur ein Patient sind; Du bist ein Kämpfer und die richtige Ernährung ist deine Rüstung.

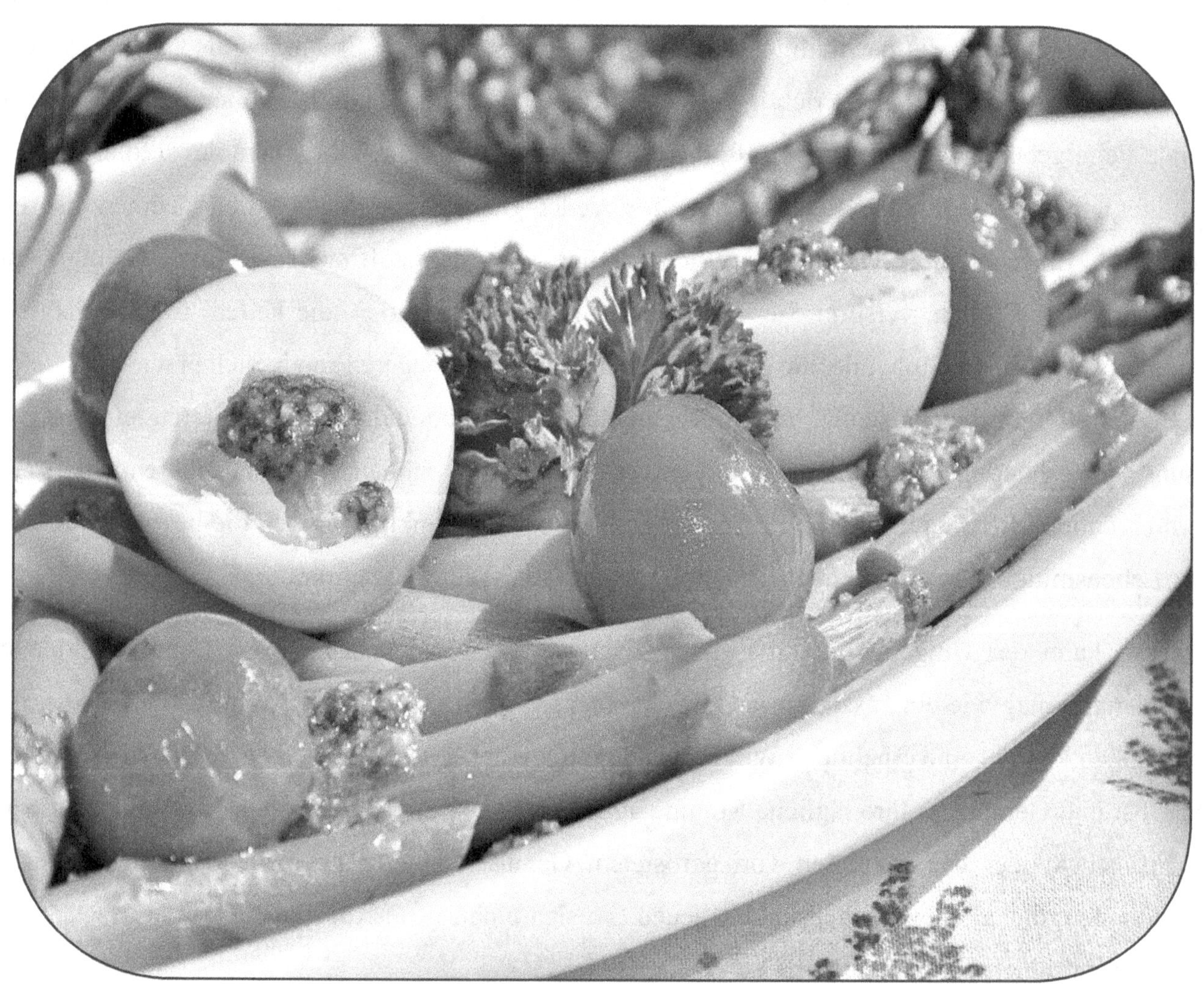

Wie dieses Kochbuch Ihnen helfen kann

Betrachten Sie dieses Buch als Ihren persönlichen Werkzeugkasten, und vor allem finden Sie eine große Auswahl an köstlichen und einfach zuzubereitenden Rezepten, die eine Vielzahl von Geschmäckern und Vorlieben abdecken.

Hier erfährst du, wie dieses Kochbuch zu deinem unverzichtbaren Kumpel werden kann:

1. **Aufbau einer krebsbekämpfenden Platte:** Vergessen Sie restriktive Diäten. Dieses Buch konzentriert sich auf den Aufbau eines ausgewogenen und farbenfrohen Tellers, der Ihren Körper mit den essentiellen Nährstoffen versorgt, die er zur Heilung benötigt. Wir werden die Bedeutung von Proteinquellen für die Gewebereparatur, die Kraft von Obst und Gemüse, die reich an Antioxidantien sind, und die Rolle gesunder Fette für anhaltende Energie untersuchen. Jedes Rezept wird sorgfältig unter Berücksichtigung dieser Prinzipien erstellt, um sicherzustellen, dass Sie den richtigen "Treibstoff" für den Kampf erhalten.

2. **Umgang mit den Nebenwirkungen der Behandlung**: Die Behandlung von Krebs kann leider mit einem Cocktail aus unangenehmen Nebenwirkungen einhergehen. Dieses Buch bietet Ernährungsstrategien, die Ihnen helfen, diese Herausforderungen zu meistern. Egal, ob Sie mit Übelkeit, Müdigkeit oder Geschmacksveränderungen zu kämpfen haben, Sie werden Rezepte finden, die speziell entwickelt wurden, um Ihren Magen zu schonen, leicht verdaulich und voller Geschmack zu sein, um einen verminderten Appetit anzuregen. Wir werden auch hilfreiche Tipps zur Aufrechterhaltung der Flüssigkeitszufuhr durch erfrischende Getränke und zur Behandlung von Mundwunden mit beruhigenden Optionen erhalten.

3. **Bequemlichkeit und Flexibilität:** Seien wir ehrlich, während der Behandlung ist jedes Gramm Energie kostbar. Dieses Buch stellt Ihr Wohlbefinden in den Vordergrund, indem es eine Vielzahl von schnellen und einfachen Rezepten bietet. Wir untersuchen Batch-Kochtechniken für arbeitsreiche Tage, Strategien zur Zubereitung von Mahlzeiten, um Zeit zu sparen, und intelligente

Substitutionen, um diätetischen Einschränkungen oder persönlichen Vorlieben gerecht zu werden. Denken Sie daran, dass eine gesunde Ernährung nicht kompliziert sein muss!

4. **Eine Welt voller schmackhafter Optionen:** Eine der größten Sorgen, die ich von Patienten höre, ist die Angst, während der Behandlung die Freude am Essen zu verlieren. Dieses Buch bekämpft diese Angst mit einer Vielzahl von köstlichen Rezepten. Von wohltuenden Suppen und Eintöpfen bis hin zu leichten und erfrischenden Salaten, von proteinreichem Frühstück bis hin zu energiespendenden Snacks finden Sie Gerichte, die Ihren Gaumen verwöhnen und Ihren kulinarischen Geist gedeihen lassen. Denken Sie daran, dass eine gute Ernährung nicht fad oder langweilig sein sollte!

Aber der vielleicht wichtigste Aspekt dieses Kochbuchs ist sein Fokus auf Empowerment. Dieses Buch vermittelt Ihnen das Wissen und die Werkzeuge, um fundierte Ernährungsentscheidungen zu treffen, und gibt Ihnen die Kontrolle über Ihr Wohlbefinden. Sie werden zuversichtlich sein, dass Sie Ihre Krebsreise mit Stärke, Belastbarkeit und einer neuen Wertschätzung für die Kraft guter Lebensmittel bewältigen können.

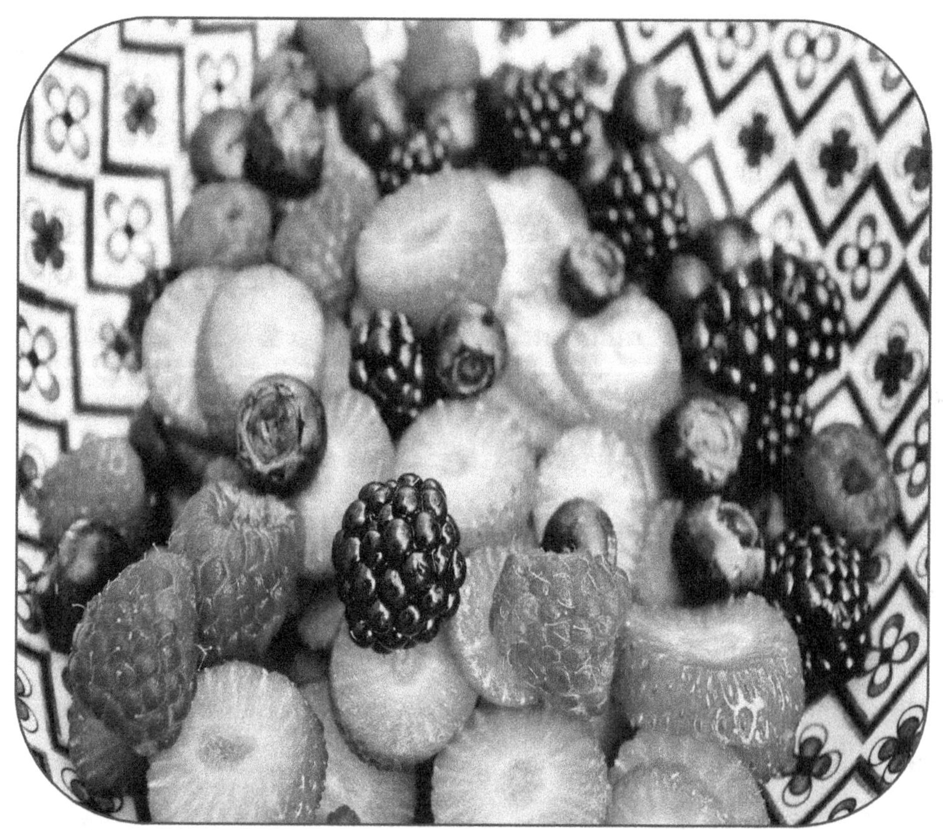

KAPITEL 1

DIE AUSWIRKUNGEN VON KREBS AUF DEN KÖRPER UND DIE ERNÄHRUNGSBEDÜRFNISSE

Verstehen, wie Krebs den Stoffwechsel beeinflusst

Krebs ist eine komplizierte und vielfältige Krankheit, die nicht nur Zellen im Körper, sondern auch viele Stoffwechselsysteme betrifft und zu Veränderungen des Nährstoffbedarfs führt. Um Krebs wirksam zu bekämpfen und die allgemeine Gesundheit zu fördern, ist es wichtig, die komplexen Auswirkungen der Krankheit auf den Stoffwechsel und die Ernährungsbedürfnisse zu verstehen.

Spezifische Sensoren können eine Vielzahl von Metaboliten (vor allem die drei primären Nährstoffe und ihre Derivate) erkennen, die anschließend eine Reihe von Signaltransduktionswegen aktivieren und die Genexpressionsniveaus in der Epigenetik beeinflussen, ein Prozess, der als **Metaboliten-Sensing bekannt ist**. Der Lebenskörper reguliert den Stoffwechsel, die Immunität und die Entzündung durch die Erkennung von Metaboliten und koordiniert die Pathophysiologie des Wirts, um ein Gleichgewicht mit der äußeren Umgebung zu erreichen. Die metabolische Reprogrammierung bei Malignomen führt dazu, dass Krebszellen andere phänotypische Merkmale aufweisen als normale Zellen, wie z. B. **Zellproliferation**, **Migration**, **Invasion** und **Angiogenese.**

Eines der Unterscheidungsmerkmale des Krebsstoffwechsels ist die erhöhte Glukoseaufnahme und -nutzung durch bösartige Zellen. Der Warburg-Effekt bewirkt eine erhöhte Glykolyse, d. h. den Abbau von Glukose, um auch in Gegenwart von Sauerstoff Energie bereitzustellen. Infolgedessen können Menschen mit Krebs einen höheren Blutzuckerspiegel und einen größeren Bedarf an Kohlenhydraten haben, um den Energiebedarf sowohl der bösartigen als auch der normalen Zellen zu decken.

Stoffwechselstörungen in Krebszellen schaffen eine Mikroumgebung, die reich an Onkometabolithen ist, die das Krebswachstum fördern, was zu einem Teufelskreis führt. Exogene Metaboliten hingegen haben das Potenzial, die Tumorbiologie zu beeinflussen. In dieser Diskussion untersuchen wir die Mechanismen, mit denen der Körper Metaboliten aus den drei primären Nährstoffen und ihren Derivaten wahrnimmt, und wie Anomalien in diesen Prozessen zur Entwicklung verschiedener Krebsarten beitragen. Darüber hinaus befassen wir uns mit potenziellen therapeutischen Zielen, die von Signalwegen stammen, die an der Erkennung von Metaboliten beteiligt sind und darauf abzielen, das Fortschreiten von Krebs zu verhindern.

Darüber hinaus können Krebs und seine Therapien eine Vielzahl von Stoffwechselveränderungen verursachen, die sich auf den Nährstoffbedarf und die Ernährungstoleranz auswirken. Zum Beispiel können Chemotherapie und Strahlentherapie Übelkeit, Erbrechen, Geschmacksveränderungen und Appetitunterdrückung verursachen, was es den Patienten erschwert, sich gesund zu ernähren. Darüber hinaus können bestimmte bösartige Erkrankungen, wie z. B. Bauchspeicheldrüsenkrebs, die Nährstoffaufnahme und -verdauung beeinträchtigen und Mangelernährung und Gewichtsverlust verschlimmern.

Angesichts dieser metabolischen Feinheiten ist es von entscheidender Bedeutung, die Ernährungstherapien auf die spezifischen Bedürfnisse jedes Krebspatienten abzustimmen. Das Verständnis, wie sich Krebs auf den Stoffwechsel und den Nährstoffbedarf auswirkt, ermöglicht es Gesundheitsdienstleistern, individuelle Ernährungsempfehlungen zu erstellen, die darauf abzielen, die Behandlungsergebnisse zu verbessern, die Lebensqualität zu erhöhen und das allgemeine Wohlbefinden zu fördern.

Lebenswichtige Nährstoffe zur Unterstützung der Krebsbehandlung und -genesung

Als registrierte Ernährungsberaterin, die sich auf onkologische Ernährung spezialisiert hat, weiß ich, wie wichtig die Ernährung ist, um Menschen auf ihrem Weg durch die Krebserkrankung zu helfen. Die richtige Ernährung hilft nicht nur, die Nebenwirkungen der Behandlung zu bewältigen und die allgemeine Gesundheit zu erhalten, sondern verbessert auch die Fähigkeit des Körpers, Krebs zu bekämpfen und sich effizient zu erholen. In diesem Abschnitt werde ich auf einige essentielle Nährstoffe eingehen, die besonders gut für Menschen sind, die sich einer Krebsbehandlung und Rehabilitation unterziehen.

1. **Protein:**

Eiweiß wird oft als Baustein des Lebens bezeichnet, und seine Bedeutung kann nicht hoch genug eingeschätzt werden, insbesondere für Krebspatienten. Eine ausreichende Proteinzufuhr ist für die Unterstützung der Immunfunktion, den Erhalt der Muskelmasse und die Förderung der Gewebereparatur und -heilung unerlässlich. Während der Krebsbehandlung kann der Proteinbedarf des Körpers aufgrund von Faktoren wie Gewebeschäden, Stoffwechselveränderungen und der Reaktion des Körpers auf Stress steigen. Die Aufnahme hochwertiger Proteinquellen in jede Mahlzeit und jeden Snack, wie mageres Fleisch, Geflügel, Fisch, Eier, Milchprodukte, Hülsenfrüchte und Tofu, kann dazu beitragen, diesen erhöhten Bedarf zu decken und eine optimale Regeneration zu unterstützen.

2. Omega-3-Fettsäuren:

Omega-3-Fettsäuren, die vor allem in fettem Fisch, Leinsamen, Chiasamen, Walnüssen und Hanfsamen enthalten sind, besitzen entzündungshemmende Eigenschaften, die besonders für Menschen mit Krebs von Vorteil sein können. Chronische Entzündungen sind ein häufiges Merkmal von Krebs und seiner Behandlung und tragen zu Symptomen wie Schmerzen, Müdigkeit und vermindertem Appetit bei. Der Verzehr von Lebensmitteln, die reich an Omega-3-Fettsäuren sind, kann dazu beitragen, Entzündungen zu lindern, die Behandlungstoleranz zu verbessern und das allgemeine Wohlbefinden zu steigern. Darüber hinaus wurden Omega-3-Fettsäuren mit einer reduzierten krebsbedingten Kachexie in Verbindung gebracht, einer schwächenden Erkrankung, die durch starken Gewichtsverlust und Muskelschwund gekennzeichnet ist.

3. Antioxidantien:

Antioxidantien sind Verbindungen, die helfen, schädliche freie Radikale im Körper zu neutralisieren und so die Zellen vor oxidativen Schäden zu schützen. Krebsbehandlungen wie Chemotherapie und Strahlentherapie können oxidativen Stress erzeugen, der zu Gewebeschäden und Entzündungen führt. Die Aufnahme von antioxidantienreichen Lebensmitteln wie Obst, Gemüse, Nüssen, Samen und Vollkornprodukten in die Ernährung kann dazu beitragen, diesem oxidativen Stress entgegenzuwirken und die Zellgesundheit zu unterstützen. Insbesondere buntes Obst und Gemüse sind reichlich Quellen für Vitamine, Mineralien und sekundäre Pflanzenstoffe mit starken antioxidativen Eigenschaften.

4. Vitamin D:

Vitamin D spielt eine entscheidende Rolle für die Immunfunktion, die Knochengesundheit und die Regulierung von Entzündungen, was es zu einem wertvollen Nährstoff für Personen macht, die sich einer

Krebsbehandlung unterziehen. Ein niedriger Vitamin-D-Spiegel wurde mit einem erhöhten Krebsrisiko, dem Fortschreiten der Krankheit und behandlungsbedingten Komplikationen in Verbindung gebracht. Sonneneinstrahlung und Nahrungsquellen wie fetter Fisch, angereicherte Milchprodukte und angereichertes Getreide können dazu beitragen, einen ausreichenden Vitamin-D-Spiegel aufrechtzuerhalten. Eine Nahrungsergänzung kann jedoch bei Personen mit unzureichender Sonneneinstrahlung oder beeinträchtigter Vitamin-D-Aufnahme erforderlich sein.

5. Flüssigkeit und Flüssigkeitszufuhr:

Die richtige Flüssigkeitszufuhr ist für die Unterstützung zahlreicher physiologischer Funktionen unerlässlich, einschließlich des Nährstofftransports, der Ausscheidung von Toxinen und der Hydratation des Gewebes. Krebsbehandlungen wie Chemotherapie und Strahlentherapie können das Risiko einer Dehydrierung aufgrund von Nebenwirkungen wie Übelkeit, Erbrechen, Durchfall und Mukositis erhöhen. Die Förderung einer ausreichenden Flüssigkeitszufuhr, vorzugsweise aus Wasser, Kräutertees, Brühen und hydratisierenden Lebensmitteln wie Obst und Gemüse, kann dazu beitragen, Dehydrierung zu verhindern und das allgemeine Wohlbefinden zu unterstützen.

Lebensmittel, die Sie für eine optimale Gesundheit annehmen sollten

1. Obst und Gemüse

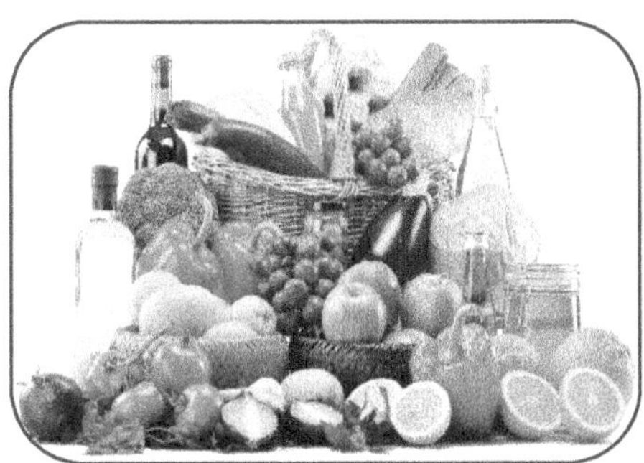

Obst und Gemüse sind reich an Vitaminen, Mineralien, Antioxidantien und sekundären Pflanzenstoffen und wesentliche Bestandteile einer krebsbekämpfenden Ernährung. Diese lebendigen Lebensmittel helfen, oxidativen Stress zu bekämpfen, Entzündungen zu reduzieren und die Immunfunktion zu unterstützen. Versuchen Sie, einen Regenbogen von Farben auf Ihren Teller zu bringen, wie z. B. Blattgemüse, Beeren, Zitrusfrüchte, Karotten, Paprika und Kreuzblütler wie Brokkoli und Rosenkohl.

2. Vollkornprodukte

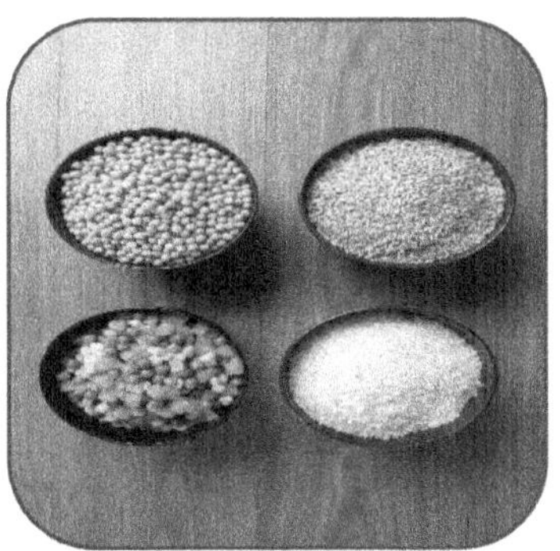

Vollkornprodukte wie brauner Reis, Quinoa und Vollkornbrot sind die langsam verbrennende Energiequelle Ihres Körpers. Im Gegensatz zu raffiniertem Getreide, das Sie träge macht, liefern Vollkornprodukte dank ihres komplexen Kohlenhydrat- und Ballaststoffgehalts anhaltende Energie. Ballaststoffe sorgen auch dafür, dass Sie sich länger satt fühlen, was hilfreich sein kann, wenn Sie mit

Übelkeit oder vermindertem Appetit zu kämpfen haben. Außerdem sind Vollkornprodukte vollgepackt mit B-Vitaminen, die für die Energieproduktion und die Zellgesundheit unerlässlich sind.

3. Mageres Eiweiß

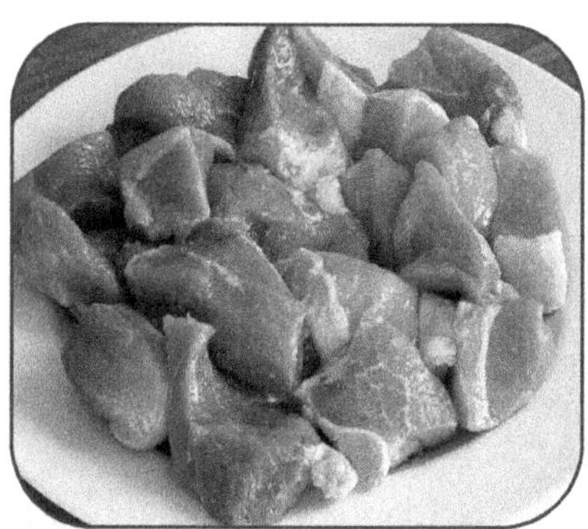

Protein ist der Baustein des Lebens, und während der Krebsbehandlung benötigt Ihr Körper reichlich Mengen, um durch die Krankheit geschädigtes Gewebe und ihre Behandlung zu reparieren. Magere Proteinquellen wie Fisch, Hühnchen, Bohnen und Linsen sind Ihre MVPs. Fisch, insbesondere fetter Fisch wie Lachs, ist reich an Omega-3-Fettsäuren, die nachweislich entzündungshemmende Eigenschaften haben. Bohnen und Linsen sind fantastische Optionen für Vegetarier und Veganer und liefern vollständiges Protein mit einer gesunden Dosis Ballaststoffen.

4. Gesunde Fette

Lassen Sie sich nicht von dem Missverständnis des "schlechten Fettes" täuschen. Gesunde Fette aus Quellen wie Avocado, Nüssen und Olivenöl sind entscheidend für Ihre Gesundheit. Diese Fette liefern essentielle Fettsäuren, die Ihr Körper für die Energieproduktion und Zellfunktion benötigt. Sie helfen Ihrem Körper auch, fettlösliche Vitamine wie A, D, E und K aufzunehmen. Natürlich ist Mäßigung der Schlüssel, also entscheiden Sie sich für einen Spritzer Olivenöl anstelle eines Getränks und genießen Sie eine Handvoll Nüsse anstelle einer ganzen Tüte.

5. Feuchtigkeitsspendende Flüssigkeiten:

Eine ausreichende Flüssigkeitszufuhr ist für die Aufrechterhaltung der allgemeinen Gesundheit und die Unterstützung verschiedener Körperfunktionen unerlässlich, insbesondere während der Krebsbehandlung. Versuchen Sie, den ganzen Tag über viel Flüssigkeit zu sich zu nehmen, einschließlich Wasser, Kräutertees, Brühen und frisch gepressten Säften. Hydratisierende Lebensmittel wie Obst, Gemüse und Suppen tragen ebenfalls zu Ihrer täglichen Flüssigkeitsaufnahme bei.

Lebensmittel, die während der Behandlung eingeschränkt oder vermieden werden sollten

- **Zugesetzter Zucker und raffinierte Kohlenhydrate: Stellen** Sie sich zuckerhaltige Getränke, verarbeitetes Gebäck und Weißbrot als leere Kalorien vor. Sie bieten wenig bis gar keinen Nährwert und können Blutzuckerspitzen verursachen, was besonders schädlich sein kann, wenn Sie neben Krebs auch Diabetes behandeln. Diesen raffinierten Kohlenhydraten fehlen auch die Ballaststoffe, die in Vollkornprodukten enthalten sind, so dass Sie sich schneller hungrig fühlen. Entscheiden Sie sich für natürliche Süßstoffe wie Früchte oder eine Prise Honig und wählen Sie Vollkornprodukte gegenüber ihren raffinierten Gegenstücken.

- **Verarbeitetes Fleisch und ungesunde Fette:** Verarbeitetes Fleisch wie Hot Dogs, Würstchen und Wurstwaren sind oft reich an Natrium und Nitraten, die mit einem erhöhten Risiko für bestimmte Krebsarten in Verbindung gebracht werden. Ungesunde Fette, die in frittierten Lebensmitteln und verarbeiteten Snacks enthalten sind, können zu Entzündungen im Körper beitragen. Konzentrieren Sie sich stattdessen auf magere Proteinquellen wie gegrilltes Hühnchen oder Fisch und wählen Sie gesunde Fette aus Quellen wie Avocado, Nüssen und Olivenöl.

- **Lebensmittel, die die Behandlung beeinträchtigen können:** Während einige Lebensmittel im Allgemeinen gesund sind, können sie während der Krebsbehandlung mit bestimmten Medikamenten interagieren. Zum Beispiel kann Grapefruit mit einigen Chemotherapeutika interferieren. Es ist wichtig, mögliche Wechselwirkungen zwischen Lebensmitteln und Medikamenten mit Ihrem Arzt oder registrierten Ernährungsberater zu besprechen.

- **Vorsicht vor Fehlinformationen:** Das Internet kann eine Fundgrube an Informationen sein, aber es ist auch voller Mythen und Missverständnisse. Lassen Sie uns eine gängige These zerstreuen:

Es gibt keine Wunderwaffe, die Krebs "heilt". Eine ausgewogene Ernährung, die reich an Obst, Gemüse und Vollkornprodukten ist, ist der Schlüssel, um Ihren Körper mit den Nährstoffen zu versorgen, die er braucht, um sich zu wehren.

➤ **Konzentrieren Sie sich auf das, was Sie kontrollieren können: Eine** Krebsbehandlung kann überwältigend sein, und manchmal kann sich der Gedanke, Ihre Ernährung drastisch umzustellen, wie eine zusätzliche Belastung anfühlen. Hier ist die gute Nachricht: Schon kleine Veränderungen können einen großen Unterschied machen. Konzentrieren Sie sich auf das, was Sie kontrollieren können. Beginnen Sie damit, verarbeitete Lebensmittel und zuckerhaltige Getränke einzuschränken. Fügen Sie Ihren Mahlzeiten eine Beilage aus gedünstetem Gemüse hinzu. Tausche Weißbrot gegen Vollkornbrot aus. Diese scheinbar kleinen Schritte tragen bei konsequenter Umsetzung maßgeblich zu Ihrem allgemeinen Wohlbefinden bei.

Übernehmen Sie die Kontrolle über Ihre Symptome durch die Ernährung

Die Krebsbehandlung ist zwar im Kampf gegen die Krankheit notwendig, kann sich aber oft wie ein zweischneidiges Schwert anfühlen. Obwohl es auf Krebszellen abzielt, kann es eine Reihe unangenehmer Nebenwirkungen verursachen. Fürchte dich nicht, Krieger! Durch den strategischen Einsatz von Lebensmitteln können Sie einige dieser unerwünschten Wirkungen bewältigen und die Behandlung bequemer steuern.

- **Übelkeit und Erbrechen**

Eine der häufigsten Nebenwirkungen ist Übelkeit und Erbrechen. Der Gedanke an Essen kann abstoßend sein, aber das Auslassen von Mahlzeiten kann das Problem tatsächlich verschlimmern. Der Schlüssel ist, kleine, häufige Mahlzeiten zu finden, die gut zu Ihrem Magen passen. Ingwer, ein natürlicher Kämpfer gegen Übelkeit, kann Ihre beste Freundin sein. Versuchen Sie, an einem Ingwertee zu nippen oder an kristallisierten Ingwerbonbons zu knabbern. Langweilige, leicht verdauliche Optionen wie Cracker, Toast oder einfacher Reis können attraktiver sein als schwere oder fettige Lebensmittel. Kalte oder zimmerwarme Speisen sind oft magenfreundlicher als warme Mahlzeiten. Denken Sie daran, auf Ihren Körper zu hören. Wenn sich etwas nicht richtig anfühlt, vermeiden Sie es, es zu drücken. Es wird andere Gelegenheiten geben, sich zu ernähren.

- **Ermüdung**

Müdigkeit kann sich wie ein schwerer Mantel anfühlen, der über Sie gelegt wird und Ihre Energie selbst für die einfachsten Aufgaben aufzehrt. Die gute Nachricht ist, dass die Ernährung dazu beitragen kann, diesen Energieverlust zu bekämpfen. Richten Sie Ihre Aufmerksamkeit auf den Verzehr komplexer Kohlenhydrate wie Vollkornprodukte, Obst und Gemüse. Diese liefern anhaltende Energie, während Ihr Körper sie langsam abbaut, im Gegensatz zu zuckerhaltigen Snacks, die einen schnellen Schub bieten, gefolgt von einem Absturz. Es ist auch wichtig, hydriert zu bleiben. Versuchen Sie, den ganzen Tag über Wasser zu trinken, und erwägen Sie, feuchtigkeitsspendendes Obst und Gemüse wie Wassermelone oder Gurke zu integrieren. Kleine, häufige Mahlzeiten halten Ihren Blutzuckerspiegel stabil und verhindern diese Energieeinbrüche.

- **Appetitlosigkeit**

Ein verminderter Appetit kann es schwierig machen, die Nährstoffe zu bekommen, die Sie benötigen. Der Trick besteht darin, sich auf kleinere, häufigere Mahlzeiten voller Geschmack zu konzentrieren. Experimentieren Sie mit verschiedenen Gewürzen und Kräutern, um Ihren Gerichten Schwung zu verleihen. Kleine, nährstoffreiche Snacks wie Nüsse, Samen oder Joghurt mit Obst können eine gute Möglichkeit sein, den ganzen Tag über zusätzliche Kalorien und Nährstoffe zu sich zu nehmen. Suppen und Smoothies sind ebenfalls eine ausgezeichnete Option. Sie sind leicht verdaulich und können mit Proteinen und Vitaminen vollgepackt sein. Scheuen Sie sich nicht, kreativ zu werden! Auch die Präsentation kann eine Rolle spielen. Farbenfrohe, optisch ansprechende Mahlzeiten können verlockender sein als ein fader Teller mit Essen.

- **Wunden im Mund und Schluckbeschwerden**

Wunden im Mund und Schluckbeschwerden können den einfachen Akt des Essens zu einer schmerzhaften Erfahrung machen. Der Schlüssel liegt darin, weiche, glatte Lebensmittel zu wählen, die leicht zu kauen und zu schlucken sind. Kartoffelpüree, Apfelmus, Joghurt und Rührei sind gute Optionen. Suppen sind ein Lebensretter – sie spenden Feuchtigkeit, liefern wichtige Nährstoffe und sind leicht zu schlucken. Kalte oder zimmerwarme Speisen können beruhigender sein als heiße oder scharfe Gerichte. Denken Sie daran, dass es in Ordnung ist, pürierte oder gemischte Lebensmittel zu bevorzugen, bis Ihr Mund verheilt ist. Dein Körper braucht die Nährstoffe immer noch, und es ist keine Schande, dir die Mahlzeiten ein wenig leichter zu machen.

VIEL FREUDE BEI DER DIÄT!!

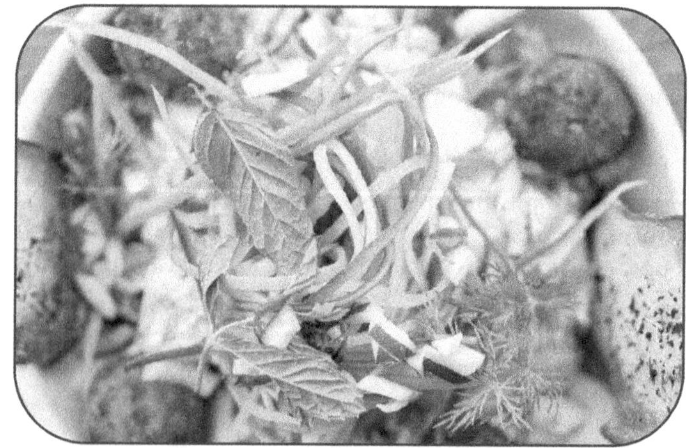

KAPITEL 2

FRÜHSTÜCK

Cranberry-Flachs-Kürbisbrot

Portionsgröße: 1/12 des Laibs, ZUBEREITUNGSZEIT: 15-20 Minuten, Backzeit: 45 bis 55 Minuten, Gesamtzeit: 1 Stunde und 15 Minuten.

Zutaten

- Rapsöl-Spray
- 1/2 Tasse Vollkornmehl
- 1/2 Tasse ungebleichtes Allzweckmehl
- 1/2 Tasse gemahlene Leinsamen
- 2/3 Tasse verpackter hellbrauner Zucker
- 1 TL Natron
- 1/2 TL Salz
- 2 große Eier
- 1 Tasse Kürbis aus der Dose
- 1/4 Tasse Rapsöl
- 1/2 Tasse ungesüßtes Apfelmus
- 1/4 Tasse 100 Prozent Apfelsaft
- 1/2 TL gemahlener Zimt
- 1/2 TL gemahlener Ingwer
- 1/4 TL gemahlene Muskatnuss
- 1 Tasse getrocknete Cranberries

Wegbeschreibungen

1. Den Ofen auf 350 Grad F vorheizen. Eine 8 x 4 Zoll große Kastenform leicht mit Rapsölspray bestreichen und beiseite stellen.

2. In einer großen Schüssel Vollkornmehl, Allzweckmehl, Leinsamen, Zucker, Backpulver und Salz vermischen und beiseite stellen. In einer mittelgroßen Schüssel Eier leicht verquirlen. Kürbis, Rapsöl, Apfelmus, Apfelsaft, Zimt, Ingwer und Muskatnuss mit einem Schneebesen pürieren, getrocknete Cranberries unterrühren. Fügen Sie feuchte Zutaten zu trockenen Zutaten hinzu und mischen Sie, bis alle trockenen Zutaten in den Teig eingearbeitet sind. Nicht schlagen oder übermischen. Den Teig in die vorbereitete Form geben.

3. Für 50-60 Minuten backen, bis ein in die Mitte gesteckter Holzzahnstocher sauber herauskommt. Das Brot in einer Pfanne auf einem Kuchengitter 10 Minuten abkühlen lassen. Dann aus der Pfanne nehmen und auf dem Gitter weiter abkühlen lassen.

Mangold mit Feta und Eier-Frühstückstoast

Portionen: 1 Person, ZUBEREITUNGSZEIT: 10 Minuten, Kochzeit: 10 Minuten

Zutaten:

- 1 Esslöffel Olivenöl
- 2 große Mangoldblätter, gehackt
- 1/4 Tasse zerbröckelter Fetakäse
- 1 hartgekochtes Ei, in dünne Scheiben geschnitten
- 1 Scheibe Vollkorntoast
- Salz und frisch gemahlener schwarzer Pfeffer nach Geschmack

Richtung

1. Toastbrot.
2. Mangold in Olivenöl anbraten, bis er weich ist und um etwa 3/4 reduziert wird.
3. Verteilen Sie es auf Ihrem Toast, bestreuen Sie es mit Feta und belegen Sie es mit einem hartgekochten Ei.
4. Sie können Salz und Pfeffer hinzufügen, wenn Sie möchten, wenn es schmeckt.

Nährwertangaben (pro Portion):

Kalorien: 280

Fett: 14g

Gesättigte Fettsäuren: 4g

Cholesterin: 180mg

Natrium: 320mg (je nach Fetakäse)

Kohlenhydrate: 22g

Ballaststoffe: 4g

Zucker: 3g

Eiweiß: 16g

Hausgemachtes Granola mit Beeren

Portionsgröße: 1/2 Tasse, Zubereitungszeit: 10 Minuten, Kochzeit: 25 Minuten

Zutaten:

- 2 Tassen altmodische Haferflocken (verwenden Sie zertifizierte glutenfreie Haferflocken für glutenfreies Müsli)
- 1/2 Tasse rohe Nüsse und/oder Samen (Mandeln, Walnüsse, Sonnenblumenkerne, Chiasamen – wählen Sie Ihre Favoriten!)
- 1/4 Teelöffel gemahlener Zimt
- 1/4 Teelöffel gemahlener Ingwer (optional, für einen Hauch von entzündungshemmender Güte)
- Prise feinkörniges Meersalz
- 1/4 Tasse geschmolzenes Kokosöl (oder Olivenöl)
- 1/4 Tasse Honig oder Ahornsirup
- 1/2 Tasse getrocknete Cranberries (oder andere getrocknete Früchte, die du magst)

Wegbeschreibungen:

1. Beginnen Sie damit, Ihren Ofen auf etwa 175 Grad Celsius (350 Grad Fahrenheit) vorzuheizen. Ein Backblech mit Backpapier auslegen.

2. In einer großen Schüssel Haferflocken, Nüsse/Samen, Zimt, Ingwer (falls verwendet) und Salz vermischen. Gut umrühren.

3. In einer separaten Schüssel das geschmolzene Kokosöl und den Honig/Ahornsirup verquirlen. Gießen Sie die flüssigen Zutaten in die trockenen Zutaten und rühren Sie, bis sie gleichmäßig bedeckt sind.

4. Die Müslimasse auf dem vorbereiteten Backblech verteilen und eine gleichmäßige Schicht bilden. Verwende einen Spatel, um das Müsli vorsichtig anzudrücken, um es besser zu verklumpen (optional).

5. Das Granola 20-25 Minuten backen, dabei nach der Hälfte der Zeit umrühren. Das Granola sollte leicht goldbraun und geröstet sein.

6. Die Form aus dem Ofen nehmen und das Granola auf dem Backblech komplett abkühlen lassen.

7. Nach dem Abkühlen die getrockneten Cranberries unterrühren und große Müsliklumpen aufbrechen.

Nährwertangaben (pro 1/2 Tasse Portion):

Kalorien: 280

Fett: 12g

Gesättigte Fettsäuren: 6g

Kohlenhydrate: 32g

Ballaststoffe: 4g

Zucker: 12g

Eiweiß: 5g

Powergeladenes heißes Müsli mit Beeren

Portionsgröße: 1 Tasse, Zubereitungszeit: 5 Minuten, Kochzeit: 10 Minuten

Zutaten:

- 1/2 Tasse Haferflocken (verwenden Sie zertifizierte glutenfreie Haferflocken für eine glutenfreie Version)
- 1/2 Tasse ungesüßte pflanzliche Milch (Mandelmilch, Sojamilch usw.)
- 1/4 Tasse Wasser
- 1 Messlöffel Proteinpulver (geschmacksneutral oder Vanille funktioniert gut)
- 1/2 Tasse frische oder gefrorene Beeren wie Blaubeeren, Himbeeren oder Erdbeeren.
- Prise gemahlener Zimt
- Optionale Toppings: Gehobelte Mandeln, Chiasamen, gehackte Banane

Wegbeschreibungen:

1. In einem Topf Haferflocken, pflanzliche Milch, Wasser und Proteinpulver vermischen.
2. Die Mischung bei mittlerer Hitze unter gelegentlichem Rühren erhitzen, bis sie die gewünschte Konsistenz erreicht hat (cremig oder etwas dickflüssiger).
3. Vom Herd nehmen und die Beeren und den Zimt unterrühren.
4. Gießen Sie das heiße Müsli in eine Schüssel und belegen Sie es mit Ihren Lieblingsoptionen wie gehobelten Mandeln, Chiasamen oder gehackter Banane.

Nährwertangaben (pro 1 Tasse Portion, ohne Toppings):

Kalorien: 300

Fett: 5g

Gesättigte Fettsäuren: 1g

Kohlenhydrate: 40g

Ballaststoffe: 5g

Zucker: (variiert je nach verwendeter Beere)

Protein: 20 g (basierend auf einem 20 g Messlöffel Proteinpulver)

Beeren-Ofenhaferflocken

Portionsgröße: 1 kleine Schüssel, Zubereitungszeit: 10 Minuten, Kochzeit: 35-40 Minuten

Zutaten:

- 1/2 Tasse zerdrückte Banane (ca. 1/2 einer reifen Banane)
- 1/2 Tasse Haferflocken (verwenden Sie zertifizierte glutenfreie Haferflocken für eine glutenfreie Version)
- 1/4 Tasse ungesüßte pflanzliche Milch
- 1 Messlöffel geschmacksneutrales Proteinpulver
- 1/4 Teelöffel gemahlener Zimt
- Prise gemahlener Ingwer (optional)
- 1/4 Tasse frische oder gefrorene Beeren
- 1/4 Tasse gehackte Walnüsse oder Pekannüsse (optional)

Wegbeschreibungen:

1. Heizen Sie Ihren Ofen auf 175 Grad Celsius (350 Grad Fahrenheit) vor, bevor Sie beginnen. Eine kleine Auflaufform (Förmchen oder kleine Backform) leicht einfetten.
2. In einer großen Schüssel die Banane mit einer Gabel zerdrücken, bis sie größtenteils glatt ist. Haferflocken, pflanzliche Milch, Proteinpulver, Zimt und Ingwer (falls verwendet) unterrühren.
3. Die Beeren und die gehackten Nüsse (falls verwendet) unterheben.
4. Die Haferflockenmischung in die vorbereitete Auflaufform geben.
5. Für 35-40 Minuten backen, oder bis die Haferflocken fest sind und die Oberseite leicht goldbraun ist.
6. Die Haferflocken vor dem Genuss etwas abkühlen lassen.

Nährwertangaben (pro 1 kleine Schüssel, ohne Nüsse):

Kalorien: 250

Fett: 5g

Gesättigte Fettsäuren: 1g

Kohlenhydrate: 35g

Ballaststoffe: 4g

Zucker: (variiert je nach verwendeter Beere)

Protein: 15 g (basierend auf einem 20 g Messlöffel Proteinpulver)

Gesunde Vollkornpfannkuchen

Portionsgröße: 2 Pfannkuchen, Zubereitungszeit: 10 Minuten, Kochzeit: 10 Minuten

Zutaten:

- 1/2 Tasse Vollkornmehl
- 1/2 Teelöffel Backpulver
- 1/4 Teelöffel Natron
- 1/4 Teelöffel gemahlener Zimt
- Prise Salz
- 1 großes Ei
- 1/2 Tasse ungesüßte pflanzliche Milch (Mandelmilch, Sojamilch usw.)
- 1 Esslöffel Kokosöl (oder Olivenöl), das geschmolzen wurde.
- 1/4 Tasse frische oder gefrorene Blaubeeren (optional)

Wegbeschreibungen:

1. In einer mittelgroßen Schüssel Vollkornmehl, Backpulver, Natron, Zimt und Salz verquirlen.
2. In einer separaten Schüssel das Ei und die pflanzliche Milch verquirlen. Das geschmolzene Kokosöl unterrühren, bis alles gut vermischt ist.
3. Die feuchten Zutaten mit den trockenen vermischen und verrühren, bis sie gerade eingearbeitet sind. Nicht zu viel mischen! Ein paar Klumpen sind in Ordnung.
4. Die Blaubeeren vorsichtig unterheben.
5. Eine leicht gefettete beschichtete beschichtete Pfanne bei mittlerer Hitze erwärmen.
6. Gießen Sie 1/4 Tasse Teig pro Pfannkuchen in die Pfanne. 2-3 Minuten kochen lassen, bis Blasen an der Oberfläche entstehen.

7. Die Pfannkuchen wenden und weitere 1-2 Minuten backen, bis sie auf beiden Seiten goldbraun sind.

8. Servieren Sie es warm mit Ihren Lieblingsbelägen wie frischem Obst, einem Spritzer Ahornsirup oder einer Prise gehackter Nüsse.

Nährwertangaben (pro 2 Pfannkuchen, ohne Toppings):

Kalorien: 250

Fett: 7g

Gesättigte Fettsäuren: 3g

Kohlenhydrate: 35g

Ballaststoffe: 4g

Zucker: (Spuren)

Eiweiß: 8g

Heidelbeer-Flachs-Muffins

Portionsgröße: 1 Muffin, Zubereitungszeit: 10 Minuten, Kochzeit: 20-25 Minuten

Zutaten:

- 1/2 Tasse Vollkornmehl
- 1 Esslöffel gemahlenes Leinsamenmehl
- 1/2 Teelöffel Backpulver
- 1/4 Teelöffel Natron
- 1/4 Teelöffel gemahlener Zimt
- Prise Salz
- 1 großes Ei, verquirlt
- 1/4 Tasse ungesüßtes Apfelmus
- 1/4 Tasse ungesüßte pflanzliche Milch
- 1 Esslöffel Kokosöl (oder Olivenöl), das geschmolzen wurde.

- 1/4 Tasse frische oder gefrorene Heidelbeeren

Wegbeschreibungen:

1. Bevor Sie beginnen, heizen Sie Ihren Ofen auf 190 Grad Celsius (375 Grad Fahrenheit) vor. Ein Muffinblech mit Papierförmchen auslegen.
2. In einer mittelgroßen Schüssel Vollkornmehl, Leinsamenmehl, Backpulver, Natron, Zimt und Salz verquirlen.
3. In einer separaten Schüssel das verquirlte Ei, das Apfelmus, die Pflanzenmilch und das geschmolzene Kokosöl verquirlen.
4. Die flüssigen Zutaten mit den trockenen Zutaten vermischen und verrühren, bis sie gerade noch vermischt sind. Die Heidelbeeren vorsichtig einarbeiten.
5. Den Teig gleichmäßig auf die vorbereiteten Muffinförmchen verteilen.
6. 20-25 Minuten backen, bis ein Zahnstocher sauber herauskommt.
7. Die Muffins in der Form etwas abkühlen lassen, bevor sie auf ein Kuchengitter gelegt werden, damit sie vollständig auskühlen.

Nährwertangaben (pro 1 Muffin):

Kalorien: 220

Fett: 7g

Gesättigte Fettsäuren: 2g

Kohlenhydrate: 30g

Ballaststoffe: 4g

Zucker: (natürlicher Zucker aus Früchten)

Eiweiß: 5g

Süßkartoffel-Porridge

Portionsgröße: 1 Tasse, Zubereitungszeit: 5 Minuten, Kochzeit: 15-20 Minuten

Zutaten:

- 1/2 Tasse gewürfelte Süßkartoffel
- 1/2 Tasse ungesüßte pflanzliche Milch
- 1/4 Tasse Wasser
- 1 Esslöffel Haferflocken (verwende zertifizierte glutenfreie Haferflocken für eine glutenfreie Version)
- 1/4 Teelöffel gemahlener Zimt
- Prise gemahlener Ingwer (optional)
- Optionale Toppings: Gehobelte Mandeln, gehackte Banane, ein Spritzer Honig

Wegbeschreibungen:

1. In einem kleinen Topf die gewürfelten Süßkartoffeln, die pflanzliche Milch, das Wasser, die Haferflocken, den Zimt und den Ingwer (falls verwendet) vermischen.
2. Erhitzen Sie die Mischung, bis sie bei mittlerer Hitze kocht. Die Hitze reduzieren und 15-20 Minuten köcheln lassen, bis die Süßkartoffel weich und die Haferflocken gar sind. Gelegentlich umrühren, um ein Ankleben zu verhindern.
3. Die Pfanne vom Herd nehmen. Pürieren Sie die Mischung mit einem Pürierstab oder einem normalen Mixer, bis sie die gewünschte Konsistenz erreicht hat. Du kannst es leicht stückig lassen oder komplett glatt pürieren.
4. Gieße den Brei in eine Schüssel und toppe ihn mit deinen Lieblingsgerichten wie gehobelten Mandeln, gehackter Banane oder einem Spritzer Honig.

Nährwertangaben (pro 1 Tasse Portion):

Kalorien: 200

Fett: 3g

Gesättigte Fettsäuren: 1g

Kohlenhydrate: 35g

Ballaststoffe: 4g

Zucker: (natürlicher Zucker aus Süßkartoffeln)

Eiweiß: 2g (abhängig von der verwendeten pflanzlichen Milch)

Vegetarisches Omelett

Portionsgröße: 1 Omelett, Zubereitungszeit: 5 Minuten, Kochzeit: 10 Minuten

Zutaten:

- 2 große Eier
- 1 Esslöffel ungesüßte pflanzliche Milch (optional, für ein cremigeres Omelett)
- 1/4 Teelöffel getrockneter Oregano
- Prise Salz und schwarzer Pfeffer
- 1/4 Tasse gehacktes Gemüse (Spinat, Champignons, Paprika, Zwiebeln – wählen Sie Ihre Favoriten!)
- 1 Esslöffel geriebener Käse (optional)
- 1 Esslöffel gehackte frische Kräuter (optional, Petersilie, Schnittlauch)

Wegbeschreibungen:

1. In einer kleinen Schüssel Eier, Pflanzenmilch (falls verwendet), Oregano, Salz und Pfeffer verquirlen.
2. Eine beschichtete Pfanne bei mittlerer Hitze erhitzen. Besprühen Sie die Pfanne mit Antihaft-Kochspray oder bestreichen Sie sie mit einer dünnen Schicht Öl.
3. Die verquirlten Eier in die Pfanne geben und schwenken, um die Oberfläche gleichmäßig zu bedecken.
4. Wenn das Omelett anfängt fest zu werden, das gehackte Gemüse zur Hälfte des Omeletts geben.
5. (Fakultativ) Streuen Sie den geriebenen Käse über das Gemüse, falls Sie ihn verwenden.
6. Sobald das Omelett weitgehend fest ist, die andere Hälfte mit einem Spatel über das Gemüse und den Käse falten.
7. Ein bis zwei Minuten kochen lassen, bis der Käse geschmolzen und das Omelett durchgegart ist.

8. Das Omelett auf einen Teller schieben und mit gehackten frischen Kräutern garnieren (falls verwendet).

Nährwertangaben (pro 1 Omelett, ohne Käse):

Kalorien: 200

Fett: 10g

Gesättigte Fettsäuren: 2g (abhängig vom verwendeten Speiseöl)

Kohlenhydrate: 2g

Ballaststoffe: 1g

Zucker: (Spuren)

Eiweiß: 12g

Sandwich mit Ei und Gemüse

(Portionsgröße: 1 Sandwich, Zubereitungszeit: 5 Minuten, Kochzeit: Je nach Garmethode für das Ei (gebraten, Rührei, etc.)

Zutaten:

- 2 Scheiben Vollkornbrot, geröstet
- 1 großes Ei, nach Belieben gekocht (gebraten, Rührei, etc.)
- 1/4 Tasse gehacktes Gemüse (Spinat, Tomaten, Avocado, Gurke – wählen Sie Ihre Favoriten!)
- 1 Esslöffel fettarme Mayonnaise oder zerdrückte Avocado (zum Aufstrich)
- Salz und Pfeffer nach Geschmack (optional)

Wegbeschreibungen:

1. Die Vollkornbrotscheiben auf den gewünschten Gargrad rösten.
2. Eine dünne Schicht Mayonnaise oder zerdrückte Avocado auf einer Toastscheibe verteilen.
3. Das gekochte Ei auf den Aufstrich schichten.

4. Füge das gehackte Gemüse deiner Wahl hinzu.

5. Mit Salz und Pfeffer abschmecken (optional).

6. Die restliche Scheibe geröstetes Brot darauf legen und das Gericht genießen!

Nährwertangaben (pro Sandwich, mit Spiegelei und Mayonnaise):

Kalorien: 350

Fett: 18g

Gesättigte Fettsäuren: 4 g (abhängig von der verwendeten Mayonnaise)

Kohlenhydrate: 30g

Ballaststoffe: 4g (je nach Brot)

Zucker: (Spuren)

Eiweiß: 15g

Wurst und geröstetes Gemüsehasch

Portionsgröße: 1 Portion, Zubereitungszeit: 10 Minuten, Kochzeit: 30-35 Minuten

Zutaten:

-   1/2 Tasse gehacktes Gemüse (Paprika, Zwiebeln, Kartoffeln, Süßkartoffeln – wählen Sie Ihre Favoriten!)
-   1 Esslöffel Olivenöl
-   1/4 Teelöffel getrockneter Thymian
-   Prise Salz und schwarzer Pfeffer
-   1 Puten- oder Hähnchenwurst (oder pflanzliche Wurst)
-   1 großes Ei, nach Belieben gekocht (optional)

Wegbeschreibungen:

1. Stellen Sie sicher, dass Sie Ihren Ofen auf 200 Grad Celsius (400 Grad Fahrenheit) vorheizen.

2. Das gehackte Gemüse mit Olivenöl, Thymian, Salz und Pfeffer vermengen.

3. Das Gemüse gleichmäßig auf einem Backblech verteilen und dabei darauf achten, dass es eine Schicht bildet.

4. Das Gemüse 20-25 Minuten rösten oder bis es weich und leicht gebräunt ist.

5. Während das Gemüse brät, die Wurst nach Packungsanweisung garen.

6. In den letzten Minuten des Röstens des Gemüses kannst du optional das Wurstglied auf das Backblech legen und es zusammen mit dem Gemüse garen, bis es durchgegart ist.

7. Sobald das Gemüse und die Wurst gar sind, auf einen Teller geben.

8. Wenn Sie ein herzhafteres Frühstück wünschen, kochen Sie Ihr Ei (gebraten, Rührei, pochiert) nach Ihren Wünschen.

9. Servieren Sie das geröstete Gemüse-Haschisch mit der gekochten Wurst und dem optionalen Spiegel-/Rühr-/pochierten Ei obendrauf.

Nährwertangaben (pro Portion, mit Putenwurst und Spiegelei):

Kalorien: 400

Fett: 20g

Gesättigte Fettsäuren: 5g (abhängig von der verwendeten Wurst)

Kohlenhydrate: 30g

Ballaststoffe: 5g (je nach verwendetem Gemüse)

Zucker: (natürlicher Zucker aus Gemüse)

Eiweiß: 20g (basierend auf Putenwurst und Ei)

KAPITEL 3

GESUNDE SUPPEN UND SALATE

Linsen-Gemüse-Suppe

Portionsgröße: ca. 1 1/2 Tassen, Zubereitungszeit: 15 Minuten, Kochzeit: 30 Minuten, Gesamtzeit: 45 Minuten

Zutaten:

- 1 Tasse getrocknete Linsen, abgespült und abgetropft
- 4 Tassen natriumarme Gemüsebrühe
- 1 Zwiebel, gewürfelt
- 2 Karotten, geschält und gewürfelt
- 2 Stangensellerie, gewürfelt
- 2 Knoblauchzehen, gehackt
- 1 Teelöffel gemahlener Kreuzkümmel
- 1/2 Teelöffel getrockneter Thymian
- 1/2 Teelöffel Paprika
- Salz und Pfeffer nach Geschmack
- 2 Tassen gehackter Grünkohl oder Spinat
- 1 Esslöffel Zitronensaft
- Frische Petersilie zum Garnieren (optional)

Wegbeschreibungen:

1. In einem großen Topf Linsen, Gemüsebrühe, Zwiebel, Karotten, Sellerie, Knoblauch, Kreuzkümmel, Thymian, Paprikapulver, Salz und Pfeffer vermischen. Bei mittlerer bis hoher Hitze erhitzen, bis sie kochen.
2. Die Hitze reduzieren, abdecken und 20-25 Minuten köcheln lassen, bis die Linsen und das Gemüse weich sind.

3. Den gehackten Grünkohl oder Spinat und Zitronensaft unterrühren. Weitere 5 Minuten kochen lassen, bis das Grünzeug schlaff geworden ist.

4. Abschmecken und nach Bedarf abschmecken.

5. Warm servieren, optional mit frischer Petersilie garnieren.

Nährwertangaben (pro Portion):

Kalorien: ca. 200 kcal

Gesamtfett: ca. 1-2 Gramm

Natrium: Ungefähr 400-500 Milligramm

Gesamtkohlenhydrate: ca. 35-40 Gramm

Ballaststoffe: Ungefähr 12-15 Gramm

Zucker: Ca. 6-8 Gramm

Eiweiß: Etwa 12-15 Gramm

Quinoa-Salat mit geröstetem Gemüse

Portionsgröße: ca. 1 Tasse, Zubereitungszeit: 20 Minuten, Kochzeit: 25 Minuten, Gesamtzeit: 45 Minuten

Zutaten:

- 1 Tasse Quinoa, abgespült
- 2 Tassen natriumarme Gemüsebrühe oder Wasser
- 2 Tassen verschiedenes Gemüse (wie Paprika, Zucchini, Kirschtomaten und rote Zwiebeln), gewürfelt
- 2 Esslöffel Olivenöl
- Salz und Pfeffer nach Geschmack
- 1/4 Tasse frisch gehackte Kräuter (wie Petersilie, Basilikum oder Koriander)
- 2 Esslöffel Zitronensaft
- Optional: zerbröckelter Fetakäse oder geröstete Nüsse/Samen zum Garnieren

Wegbeschreibungen:

1. Den Ofen auf 200°C (400°F) vorheizen. Das gehackte Gemüse auf ein Backblech legen, mit Olivenöl beträufeln und mit Salz und Pfeffer würzen. Im Ofen 20-25 Minuten rösten, bis sie weich und leicht gebräunt sind.

2. In der Zwischenzeit den Quinoa gründlich mit kaltem Wasser waschen. In einem Topf Quinoa und Gemüsebrühe oder Wasser vermischen. Zum Kochen bringen, dann die Hitze reduzieren, abdecken und 15-20 Minuten köcheln lassen, oder bis der Quinoa vollständig gekocht ist und die Flüssigkeit aufgesogen ist. Vom Herd nehmen und kurz abkühlen lassen.

3. In einer geräumigen Schüssel den vorbereiteten Quinoa und das geröstete Gemüse vermischen. Gehackte Kräuter und Zitronensaft dazugeben und vermengen. Abschmecken und nach Bedarf abschmecken.

4. Servieren Sie den Quinoa-Salat warm oder bei Zimmertemperatur, garniert mit zerbröckeltem Fetakäse oder nach Belieben gerösteten Nüssen/Samen.

Nährwertangaben (pro Portion):

Kalorien: ca. 250 kcal

Gesamtfett: Etwa 10-12 Gramm

Natrium: Ungefähr 200-300 Milligramm

Gesamtkohlenhydrate: ca. 35-40 Gramm

Ballaststoffe: Ungefähr 5-7 Gramm

Zucker: ca. 3-5 Gramm

Eiweiß: Etwa 8-10 Gramm

Grünkohl-Weiße-Bohnen-Suppe

Portionsgröße: ca. 1 1/2 Tassen, Zubereitungszeit: 15 Minuten, Kochzeit: 25 Minuten, Gesamtzeit: 40 Minuten

Zutaten:

- 1 Esslöffel Olivenöl
- 1 Zwiebel, gewürfelt
- 2 Knoblauchzehen, gehackt
- 2 Karotten, geschält und gewürfelt
- 2 Stangensellerie, gewürfelt
- 4 Tassen natriumarme Gemüsebrühe
- 1 Dose (15 Unzen) weiße Bohnen, abgetropft und gewaschen
- 1 Bund Grünkohl, Stiele entfernt und Blätter gewürfelt
- 1 Teelöffel getrockneter Thymian
- Salz und Pfeffer nach Geschmack
- 2 Esslöffel Zitronensaft
- Geriebener Parmesan zum Garnieren (optional)

Wegbeschreibungen:

1. In einem sehr großen Topf Olivenöl bei mittlerer Hitze erwärmen. Die Zwiebel und den Knoblauch untermischen und kochen, bis sie weich werden und duften, normalerweise etwa 3 bis 4 Minuten. Als nächstes die Karotten und den Sellerie hinzufügen und weitere 3-4 Minuten kochen. bis es leicht weich ist.
2. Mit der Gemüsebrühe aufgießen und leicht köcheln lassen. Weiße Bohnen, Grünkohl und getrockneten Thymian hinzufügen.
3. 15-20 Minuten köcheln lassen, bis das Gemüse weich wird
4. Die Suppe mit Salz, Pfeffer und Zitronensaft abschmecken. Servieren Sie es heiß und garnieren Sie es dann nach Belieben mit geriebenem Parmesan.

Nährwertangaben (pro Portion):

Kalorien: ca. 180-200 kcal

Gesamtfett: Etwa 3-4 Gramm

Natrium: Ungefähr 400-500 Milligramm

Gesamtkohlenhydrate: ca. 30-35 Gramm

Ballaststoffe: Ungefähr 8-10 Gramm

Zucker: ca. 4-6 Gramm

Eiweiß: Etwa 8-10 Gramm

Butternut-Kürbis-Suppe

Portionsgröße: ca. 1 1/2 Tassen, Zubereitungszeit: 15 Minuten, Kochzeit: 40 Minuten, Gesamtzeit: 55 Minuten

Zutaten:

- 1 mittelgroßer Butternusskürbis, geschält, entkernt und in Würfel geschnitten.
- 1 Zwiebel, gehackt
- 2 Karotten, geschält und gehackt
- 2 Stangen Sellerie, gehackt
- 2 Knoblauchzehen, gehackt
- 4 Tassen natriumarme Gemüsebrühe
- 1 Teelöffel gemahlener Zimt
- 1/2 Teelöffel gemahlene Muskatnuss
- Salz und Pfeffer nach Geschmack
- 1 Esslöffel Olivenöl
- Optional: Griechischer Joghurt oder Kokoscreme zum Garnieren

Wegbeschreibungen:

1. In einem sehr großen Topf das Olivenöl bei mittlerer Hitze erhitzen. Zwiebel, Karotten, Sellerie und Knoblauch dazugeben und ca. 5 Minuten anbraten, bis sie weich sind.
2. Butternusskürbiswürfel, Gemüsebrühe, Zimt und Muskatnuss in den Topf geben. Zum Kochen bringen, dann die Hitze reduzieren und 25-30 Minuten köcheln lassen, bis der Kürbis weich ist.

3. Sie können die Suppe mit einem Pürierstab pürieren, bis sie glatt ist. Alternativ kannst du die Suppe portionsweise in einen Mixer geben und pürieren, bis sie glatt ist, dann wieder in den Topf geben.

4. Nach Belieben mit Salz und Pfeffer in die Suppe geben. Heiß servieren und nach Belieben mit einem Klecks griechischem Joghurt oder einem Spritzer Kokoscreme garnieren.

Nährwertangaben (pro Portion):

Kalorien: ca. 150-180 kcal

Gesamtfett: Etwa 3-4 Gramm

Natrium: Ungefähr 400-500 Milligramm

Gesamtkohlenhydrate: ca. 30-35 Gramm

Ballaststoffe: Ungefähr 5-7 Gramm

Zucker: Ca. 6-8 Gramm

Eiweiß: Etwa 3-4 Gramm

Spinat-Erdbeer-Salat

Portionsgröße: ca. 1 Tasse, Zubereitungszeit: 10 Minuten, Gesamtzeit: 10 Minuten

Zutaten:

- 2 Tassen Babyspinatblätter, abgespült und trocken getupft
- 1 Tasse in Scheiben geschnittene Erdbeeren
- 1/4 Tasse zerbröckelter Fetakäse oder Ziegenkäse
- 2 Esslöffel gehobelte Mandeln oder gehackte Walnüsse
- Balsamico-Vinaigrette-Dressing:
- 2 Esslöffel Balsamico-Essig
- 1 Esslöffel Olivenöl
- 1 Teelöffel Honig oder Ahornsirup
- Salz und Pfeffer nach Geschmack

Wegbeschreibungen:

1. In einer sehr großen Schüssel den Babyspinat, die in Scheiben geschnittenen Erdbeeren, den zerbröckelten Fetakäse und entweder die gehobelten Mandeln oder die gehackten Walnüsse vermischen.

2. In einer kleinen Schüssel Balsamico-Essig, Olivenöl, Honig oder Ahornsirup, Salz und Pfeffer verquirlen, um das Dressing herzustellen.

3. Das Dressing über den Salat träufeln und vorsichtig schwenken, damit es gleichmäßig bedeckt ist.

4. Servieren Sie den Spinat-Erdbeer-Salat sofort als erfrischende und nahrhafte Beilage oder leichte Mahlzeit.

Nährwertangaben (pro Portion):

Kalorien: ca. 120-150 kcal

Gesamtfett: Etwa 7-9 Gramm

Natrium: Ungefähr 150-200 Milligramm

Gesamtkohlenhydrate: ca. 10-12 Gramm

Ballaststoffe: Ungefähr 3-4 Gramm

Zucker: Ca. 6-8 Gramm

Eiweiß: Etwa 4-5 Gramm

Hühnchen-Gemüse-Reissuppe

Portionsgröße: ca. 1 1/2 Tassen, Zubereitungszeit: 15 Minuten, Kochzeit: 25 Minuten, Gesamtzeit: 40 Minuten

Zutaten:

- 1 Esslöffel Olivenöl

- 1 Zwiebel, gewürfelt

- 2 Karotten, geschält und gewürfelt

- 2 Stangensellerie, gewürfelt

- 2 Knoblauchzehen, gehackt

- 6 Tassen natriumarme Hühnerbrühe
- 1 Tasse gekochte Hähnchenbrust, zerkleinert oder gehackt
- 1/2 Tasse brauner Reis, ungekocht
- 1 Tasse gemischtes Gemüse (z. B. Erbsen, Mais und grüne Bohnen)
- Salz und Pfeffer nach Geschmack
- Frische Petersilie zum Garnieren (optional)

Wegbeschreibungen:

1. In einem sehr großen Topf Olivenöl bei mittlerer Hitze erwärmen. Zwiebel, Karotten, Sellerie und Knoblauch dazugeben und ca. 5 Minuten anbraten, bis sie weich sind.
2. Die gesamte Hühnerbrühe zusammengeben und aufkochen. Die gekochte Hähnchenbrust, den braunen Reis und das gemischte Gemüse in den Topf geben.
3. Die Hitze reduzieren, abdecken und 20-25 Minuten köcheln lassen, bis der Reis gar und das Gemüse weich ist.
4. Mit Salz und Pfeffer abschmecken. Servieren Sie es heiß und garniert es nach Belieben mit frischer Petersilie.

Nährwertangaben (pro Portion):

Kalorien: ca. 200-230 kcal

Gesamtfett: Etwa 4-5 Gramm

Natrium: Ungefähr 300-400 Milligramm

Gesamtkohlenhydrate: ca. 20-25 Gramm

Ballaststoffe: Ungefähr 3-4 Gramm

Zucker: ca. 4-6 Gramm

Eiweiß: Etwa 15-18 Gramm

Quinoa-Gemüsesuppe

Portionsgröße: ca. 1 1/2 Tassen, Zubereitungszeit: 15 Minuten, Kochzeit: 30 Minuten, Gesamtzeit: 45 Minuten

Zutaten:

- 1 Esslöffel Olivenöl
- 1 Zwiebel, gewürfelt
- 2 Karotten, geschält und gewürfelt
- 2 Stangensellerie, gewürfelt
- 2 Knoblauchzehen, gehackt
- 4 Tassen natriumarme Gemüsebrühe
- 1 Dose (15 Unzen) gewürfelte Tomaten
- 1/2 Tasse Quinoa, abgespült
- 1 Teelöffel getrockneter Thymian
- 1/2 Teelöffel getrockneter Oregano
- Salz und Pfeffer nach Geschmack
- 2 Tassen gehackter Grünkohl oder Spinat
- 1 Esslöffel Zitronensaft
- Frische Petersilie zum Garnieren (optional)

Wegbeschreibungen:

1. In einem sehr großen Topf Olivenöl bei mittlerer Hitze erwärmen. Zwiebel, Karotten, Sellerie und Knoblauch dazugeben und ca. 5 Minuten anbraten, bis sie weich sind.
2. Mit der Gemüsebrühe aufgießen und zum Kochen bringen. Die gewürfelten Tomaten (mit Saft), Quinoa, getrockneten Thymian, getrockneten Oregano, Salz und Pfeffer in den Topf geben.
3. Die Hitze reduzieren, abdecken und 20-25 Minuten köcheln lassen, bis der Quinoa gar und das Gemüse weich ist.
4. Den gehackten Grünkohl oder Spinat und Zitronensaft unterrühren. Weitere 5 Minuten kochen lassen, bis das Grünzeug verwelkt ist.
5. Abschmecken und nach Bedarf abschmecken. Servieren Sie es heiß und garniert es nach Belieben mit frischer Petersilie.

Nährwertangaben (pro Portion):

Kalorien: ca. 180-200 kcal

Gesamtfett: Etwa 4-5 Gramm

Natrium: Ungefähr 400-500 Milligramm

Gesamtkohlenhydrate: ca. 30-35 Gramm

Ballaststoffe: Ungefähr 5-7 Gramm

Zucker: ca. 5-7 Gramm

Eiweiß: Etwa 8-10 Gramm

Rucola-Rote-Bete-Salat mit Zitrus-Dressing

Portionsgröße: ca. 1 Tasse, Zubereitungszeit: 15 Minuten, Gesamtzeit: 15 Minuten

Zutaten:

- 2 Tassen Baby-Rucola
- 1 Tasse gekochte Rote Bete, gewürfelt
- 1/4 Tasse Ziegenkäse oder Fetakäse, zerbröckelt
- 2 Esslöffel gehackte Walnüsse oder Pekannüsse

Zitrus-Dressing:

- 2 Esslöffel Orangensaft
- 1 Esslöffel Zitronensaft
- 1 Esslöffel natives Olivenöl extra
- 1 Teelöffel Honig oder Ahornsirup
- Salz und Pfeffer nach Geschmack

Wegbeschreibungen:

1. In einer großen Schüssel den Baby-Rucola, die gewürfelte Rote Bete, den zerbröckelten Ziegenkäse und die gehackten Nüsse vermischen.

2. In einer kleinen Schüssel Orangensaft, Zitronensaft, Olivenöl, Honig oder Ahornsirup, Salz und Pfeffer verquirlen, um das Dressing herzustellen.

3. Das Dressing über den Salat träufeln und vorsichtig schwenken, damit es gleichmäßig bedeckt ist.

4. Servieren Sie den Rucola-Rote-Bete-Salat sofort als erfrischende und nahrhafte Beilage oder leichte Mahlzeit.

Nährwertangaben (pro Portion):

Kalorien: ca. 150-180 kcal

Gesamtfett: Etwa 9-10 Gramm

Natrium: Ungefähr 150-200 Milligramm

Gesamtkohlenhydrate: ca. 15-20 Gramm

Ballaststoffe: Ungefähr 3-4 Gramm

Zucker: Ca. 8-10 Gramm

Eiweiß: Etwa 4-5 Gramm

Hähnchen-Gemüse-Salat mit Balsamico-Vinaigrette

Portionsgröße: ca. 1 1/2 Tassen, Zubereitungszeit: 20 Minuten, Kochzeit: 15 Minuten, Gesamtzeit: 35 Minuten

Zutaten:

- 1 Hähnchenbrust ohne Knochen und Haut
- 1 Esslöffel Olivenöl
- Salz und Pfeffer nach Geschmack
- 4 Tassen gemischter Salat (z. B. Salat, Spinat und Rucola)
- 1 Tasse Kirschtomaten, halbiert
- 1/2 Gurke, in Scheiben geschnitten
- 1/4 rote Zwiebel, in dünne Scheiben geschnitten
- 1/4 Tasse gehobelte Mandeln oder gehackte Walnüsse

Balsamico-Vinaigrette-Dressing:

-   2 Esslöffel Balsamico-Essig
-   1 Esslöffel natives Olivenöl extra
-   1 Teelöffel Dijon-Senf
-   1 Teelöffel Honig oder Ahornsirup
-   Salz und Pfeffer nach Geschmack

Wegbeschreibungen:

1. Den Ofen auf 200°C (400°F) vorheizen. Die Hähnchenbrust mit Salz und Pfeffer würzen und mit Olivenöl beträufeln. Das Hähnchen auf ein Backblech legen und 15-20 Minuten backen, bis es gar ist. Etwas abkühlen lassen, dann das Hähnchen in Scheiben schneiden oder zerkleinern.
2. In einer großen Schüssel den gemischten Salat, die Kirschtomaten, die Gurke, die roten Zwiebeln und die gehobelten Mandeln oder gehackten Walnüsse vermischen.
3. In einer kleinen Schüssel Balsamico-Essig, Olivenöl, Dijon-Senf, Honig oder Ahornsirup, Salz und Pfeffer für das Dressing verquirlen.
4. Das in Scheiben geschnittene oder zerkleinerte Hähnchen in den Salat geben, mit dem Balsamico-Vinaigrette-Dressing beträufeln und vorsichtig schwenken, um es gleichmäßig zu bedecken.
5. Servieren Sie den Hühnchen-Gemüse-Salat sofort als sättigende und nahrhafte Mahlzeit.

Nährwertangaben (pro Portion):

Kalorien: ca. 250-300 kcal

Gesamtfett: Etwa 15-18 Gramm

Natrium: Ungefähr 200-250 Milligramm

Gesamtkohlenhydrate: ca. 15-20 Gramm

Ballaststoffe: Ungefähr 4-5 Gramm

Zucker: Ca. 6-8 Gramm

Eiweiß: Etwa 18-20 Gramm

Linsen-Spinat-Suppe

Portionsgröße: ca. 1 1/2 Tassen, Zubereitungszeit: 15 Minuten, Kochzeit: 35 Minuten, Gesamtzeit: 50 Minuten

Zutaten:

- 1 Tasse getrocknete grüne oder braune Linsen, gewaschen und abgetropft
- 4 Tassen natriumarme Gemüsebrühe
- 1 Zwiebel, gewürfelt
- 2 Karotten, geschält und gewürfelt
- 2 Stangensellerie, gewürfelt
- 2 Knoblauchzehen, gehackt
- 1 Teelöffel gemahlener Kreuzkümmel
- 1/2 Teelöffel gemahlener Kurkuma
- 1/2 Teelöffel Paprika
- Salz und Pfeffer nach Geschmack
- 4 Tassen frischer Blattspinat
- 1 Esslöffel Zitronensaft
- Frischer Koriander zum Garnieren (optional)

Wegbeschreibungen:

1. In einem großen Topf Linsen, Gemüsebrühe, Zwiebel, Karotten, Sellerie, Knoblauch, Kreuzkümmel, Kurkuma, Paprika, Salz und Pfeffer vermischen. Bei mittlerer bis hoher Hitze erhitzen, bis es kocht.
2. Die Hitze auf ein sanftes Köcheln reduzieren, den Topf abdecken und 25-30 Minuten kochen lassen, oder bis die Linsen und das Gemüse weich geworden sind.
3. Frischen Blattspinat und Zitronensaft unterrühren. Weitere 5 Minuten kochen lassen, bis der Spinat welk ist.
4. Abschmecken und nach Bedarf abschmecken. Servieren Sie es heiß, garniert mit frischem Koriander, wenn Sie möchten.

Nährwertangaben (pro Portion):

Kalorien: ca. 180-200 kcal

Gesamtfett: ca. 1-2 Gramm

Natrium: Ungefähr 400-500 Milligramm

Gesamtkohlenhydrate: ca. 30-35 Gramm

Ballaststoffe: Ungefähr 12-15 Gramm

Zucker: ca. 4-6 Gramm

Eiweiß: Etwa 10-12 Gramm

Quinoa-Avocado-Salat

Portionsgröße: ca. 1 Tasse, Zubereitungszeit: 20 Minuten, Gesamtzeit: 20 Minuten

Zutaten:

- 1 Tasse gekochter Quinoa, abgekühlt
- 1 reife Avocado, gewürfelt
- 1 Tasse Kirschtomaten, halbiert
- 1/4 Tasse gewürfelte rote Zwiebel
- 1/4 Tasse gehackter frischer Koriander
- 1 Esslöffel Limettensaft
- 1 Esslöffel natives Olivenöl extra
- Salz und Pfeffer nach Geschmack

Wegbeschreibungen:

1. In einer sehr großen Schüssel den vorbereiteten Quinoa, die gehackte Avocado, die Kirschtomaten, die roten Zwiebeln und den Koriander vermischen.
2. In einer kleinen Schüssel Limettensaft, Olivenöl, Salz und Pfeffer gründlich zu dem Dressing verrühren.
3. Das Dressing über den Salat träufeln und vorsichtig schwenken, damit es gleichmäßig bedeckt ist.
4. Servieren Sie den Quinoa-Avocado-Salat sofort als erfrischende und nahrhafte Beilage oder leichte Mahlzeit.

Nährwertangaben (pro Portion):

Kalorien: ca. 180-200 kcal

Gesamtfett: Etwa 10-12 Gramm

Natrium: Ungefähr 150-200 Milligramm

Gesamtkohlenhydrate: ca. 20-25 Gramm

Ballaststoffe: Ungefähr 5-7 Gramm

Zucker: Ca. 2-4 Gramm

Eiweiß: Etwa 4-5 Gramm

Tomaten-Basilikum-Suppe

Portionsgröße: ca. 1 1/2 Tassen, Zubereitungszeit: 15 Minuten, Kochzeit: 30 Minuten, Gesamtzeit: 45 Minuten

Zutaten:

- 1 Esslöffel Olivenöl
- 1 Zwiebel, gewürfelt
- 2 Knoblauchzehen, gehackt
- 4 Tassen natriumarme Gemüsebrühe
- 2 Dosen (je 14,5 Unzen) gewürfelte Tomaten
- 1/4 Tasse gehackte frische Basilikumblätter
- 1 Teelöffel getrockneter Oregano
- Salz und Pfeffer nach Geschmack
- Optional: 1/4 Tasse Sahne oder Kokosmilch für eine cremigere Suppe

Wegbeschreibungen:

1. In einem sehr großen Topf Olivenöl bei mittlerer Hitze erwärmen. Fügen Sie die Zwiebel und den Knoblauch hinzu und kochen Sie sie, bis sie weich werden und duften, normalerweise etwa 3 bis 4 Minuten.

2. Mit der Gemüsebrühe aufgießen und zum Köcheln bringen. Die gewürfelten Tomaten (mit Saft), frisches Basilikum, getrockneten Oregano, Salz und Pfeffer in den Topf geben.

3. Die Suppe unter gelegentlichem Rühren 20-25 Minuten köcheln lassen, damit sich die Aromen vermischen können.

4. Falls gewünscht, die Suppe mit einem Pürierstab glatt pürieren. Alternativ kannst du die Suppe portionsweise in einen Mixer geben und pürieren, bis sie glatt ist, dann wieder in den Topf geben.

5. Wenn Sie es verwenden, rühren Sie die Sahne oder Kokosmilch unter, um eine cremigere Textur zu erhalten. Abschmecken und nach Bedarf abschmecken.

6. Die Tomaten-Basilikum-Suppe kochend heiß servieren, nach Belieben optional mit extra frischen Basilikumblättern dekorieren.

Nährwertangaben (pro Portion, ohne Sahne):

Kalorien: ca. 100-120 kcal

Gesamtfett: Etwa 3-4 Gramm

Natrium: Ungefähr 400-500 Milligramm

Gesamtkohlenhydrate: ca. 15-20 Gramm

Ballaststoffe: Ungefähr 4-6 Gramm

Zucker: Ca. 8-10 Gramm

Eiweiß: Etwa 2-3 Gramm

KAPITEL 4

PROTEINREICHE SNACKS

Spinat-Eier-Salat

Portionsgröße: 1 Portion, Zubereitungszeit: 10 Minuten, Kochzeit: 10 Minuten, Gesamtzeit: 20 Minuten

Zutaten:

- 1 Tasse frischer Blattspinat, abgespült und gründlich getrocknet
- 1 hartgekochtes Ei, in Scheiben geschnitten
- 1/4 Tasse Kirschtomaten, halbiert
- 1/4 Avocado, gewürfelt
- 1 Esslöffel Balsamico-Vinaigrette-Dressing
- Salz und Pfeffer nach Geschmack

Wegbeschreibungen:

1. In einer mittelgroßen Schüssel den frischen Blattspinat, das in Scheiben geschnittene hartgekochte Ei, die Kirschtomaten und die gewürfelte Avocado vermischen.
2. Das Balsamico-Vinaigrette-Dressing über den Salat träufeln und vorsichtig schwenken, um ihn gleichmäßig zu bedecken.
3. Mit Salz und Pfeffer abschmecken.
4. Sofort als proteinreicher Snack oder leichte Mahlzeit servieren.

Nährwertangaben (pro Portion):

Kalorien: ca. 200 kcal

Gesamtfett: ca. 14 Gramm

Natrium: ca. 150 Milligramm

Gesamtkohlenhydrate: ca. 10 Gramm

Ballaststoffe: Ungefähr 4 Gramm

Zucker: ca. 2 Gramm

Eiweiß: Etwa 10 Gramm

Avocado-Hummus-Toast

Portionsgröße: 1 Portion (2 Scheiben Toast), Zubereitungszeit: 5 Minuten, Kochzeit: 5 Minuten, Gesamtzeit: 10 Minuten

Zutaten:

- 2 Scheiben Vollkornbrot, geröstet
- 1/2 reife Avocado, püriert
- 1/4 Tasse Hummus (gekauft oder selbstgemacht)
- Prise rote Chiliflocken (optional)
- Frischer Koriander oder Petersilie zum Garnieren (optional)

Wegbeschreibungen:

1. Die zerdrückte Avocado gleichmäßig auf den gerösteten Vollkornbrotscheiben verteilen.
2. Jede Scheibe mit einem großzügigen Klecks Hummus belegen.
3. Nach Belieben mit roten Chiliflocken bestreuen, um etwas Würze zu erhalten.
4. Füge frischen Koriander oder Petersilie als Garnitur hinzu, wenn du magst.
5. Sofort als proteinreicher Snack oder leichte Mahlzeit servieren.

Nährwertangaben (pro Portion):

Kalorien: ca. 250 kcal

Gesamtfett: ca. 12 Gramm

Natrium: ca. 300 Milligramm

Kohlenhydrate insgesamt: ca. 28 Gramm

Ballaststoffe: Ungefähr 8 Gramm

Zucker: ca. 2 Gramm

Eiweiß: Etwa 10 Gramm

Curry Hummus

Portionsgröße: ca. 1/4 Tasse, Zubereitungszeit: 10 Minuten, Gesamtzeit: 10 Minuten

Zutaten:

- 1 Dose (15 Unzen) Kichererbsen, gewaschen und abgetropft
- 2 Esslöffel Tahini
- 1 Esslöffel Olivenöl
- 2 Knoblauchzehen, gehackt
- 1 Teelöffel Currypulver
- 1/2 Teelöffel gemahlener Kreuzkümmel
- 1/4 Teelöffel gemahlener Kurkuma
- Saft von 1 Zitrone
- Salz und Pfeffer nach Geschmack
- Wasser (nach Bedarf für die gewünschte Konsistenz)

Wegbeschreibungen:

1. In einer Küchenmaschine Kichererbsen, Tahini, Olivenöl, gehackten Knoblauch, Currypulver, gemahlenen Kreuzkümmel, gemahlenen Kurkuma und Zitronensaft vermischen.
2. Mixen, bis es cremig ist, und bei Bedarf Wasser hinzufügen, um die gewünschte Konsistenz zu erreichen.
3. Nach Belieben mit Salz und Pfeffer würzen und bei Bedarf reduzieren.
4. Den Curry-Hummus in eine Servierplatte geben.
5. Mit Gemüsesticks, Vollkorncrackern oder als Brotaufstrich servieren.
6. Bewahren Sie die restlichen Portionen in einem verschlossenen Behälter im Kühlschrank auf, wo sie bis zu einer Woche haltbar sind.

Nährwertangaben (pro Portion):

Kalorien: ca. 100 kcal

Gesamtfett: ca. 5 Gramm

Natrium: ca. 150 Milligramm

Gesamtkohlenhydrate: ca. 10 Gramm

Ballaststoffe: Ungefähr 3 Gramm

Zucker: ca. 1 Gramm

Eiweiß: ca. 4 Gramm

Zitronen-Kräuter-Hähnchensalat

Portionsgröße: 1 Portion, Zubereitungszeit: 15 Minuten, Kochzeit: 20 Minuten, Gesamtzeit: 35 Minuten

Zutaten:

- 1 Hähnchenbrust ohne Knochen und Haut
- 1 Esslöffel Olivenöl
- Salz und Pfeffer nach Geschmack
- 1/4 Tasse griechischer Joghurt
- 1 Esslöffel frischer Zitronensaft
- 1 Teelöffel Zitronenschale
- 1 Esslöffel frisch gehackte Kräuter (wie Petersilie, Dill oder Schnittlauch)
- 1/4 Tasse gewürfelter Sellerie
- 2 Esslöffel gewürfelte rote Zwiebel
- Optional: Salatblätter oder Vollkornbrot zum Servieren

Wegbeschreibungen:

1. Den Ofen auf 190°C (375°F) vorheizen. Die Hähnchenbrust mit Salz und Pfeffer würzen und mit Olivenöl beträufeln.

2. Das Hähnchen auf ein Backblech legen und 20-25 Minuten backen, bis es gar ist. Etwas abkühlen lassen, dann das Hähnchen würfeln oder zerkleinern.

3. In einer Rührschüssel den griechischen Joghurt, den Zitronensaft, die Zitronenschale, die gehackten frischen Kräuter, den gewürfelten Sellerie und die gewürfelte rote Zwiebel vermischen.

4. Das gewürfelte oder zerkleinerte Hähnchen zur Joghurtmischung geben und vorsichtig schwenken, um es gleichmäßig zu bedecken.

5. Servieren Sie den Zitronen-Kräuter-Hähnchensalat auf Salatblättern für eine kohlenhydratarme Option oder in Vollkornbrot für einen herzhafteren Snack.

Nährwertangaben (pro Portion):

Kalorien: ca. 250 kcal

Gesamtfett: Etwa 10 Gramm

Natrium: ca. 200 Milligramm

Kohlenhydrate insgesamt: ca. 4 Gramm

Ballaststoffe: Ungefähr 1 Gramm

Zucker: ca. 2 Gramm

Eiweiß: Etwa 35 Gramm

Avocado-Thunfisch-Boote

Portionsgröße: 1 Portion (2 Hälften), Zubereitungszeit: 10 Minuten, Gesamtzeit: 10 Minuten

Zutaten:

- 1 reife Avocado, halbiert und entsteint
- 1 Dose (5 Unzen) Thunfisch, abgetropft
- 1 Esslöffel griechischer Joghurt oder Mayonnaise
- 1 Esslöffel gehackter frischer Koriander oder Petersilie
- 1 Teelöffel Limettensaft
- Salz und Pfeffer nach Geschmack
- Optional: Kirschtomaten oder Gurkenscheiben zum Garnieren

Wegbeschreibungen:

1. In einer kleinen Rührschüssel den abgetropften Thunfisch, griechischen Joghurt oder Mayonnaise, gehackten frischen Koriander oder Petersilie, Limettensaft, Salz und Pfeffer vermischen.
2. Von jeder Avocadohälfte ein wenig Avocadofleisch auslöffeln, um einen größeren Hohlraum für die Thunfischfüllung zu schaffen.
3. Jede Avocadohälfte mit der Thunfischmischung füllen.
4. Nach Belieben mit Kirschtomaten oder Gurkenscheiben garnieren.
5. Servieren Sie die Avocado-Thunfischschiffchen sofort als sättigenden und nahrhaften Snack.

Nährwertangaben (pro Portion):

Kalorien: ca. 250 kcal

Gesamtfett: ca. 15 Gramm

Natrium: ca. 250 Milligramm

Gesamtkohlenhydrate: ca. 10 Gramm

Ballaststoffe: Ungefähr 7 Gramm

Zucker: ca. 1 Gramm

Eiweiß: Etwa 20 Gramm

Toast mit geräuchertem Lachs und Ziegenkäse

Portionsgröße: 1 Portion, Zubereitungszeit: 5 Minuten, Gesamtzeit: 5 Minuten

Zutaten:

- 1 Scheibe Vollkornbrot, geröstet
- 2 Unzen geräucherter Lachs
- 1 Esslöffel Ziegenweichkäse
- 1 Teelöffel Kapern
- Frischer Dill zum Garnieren
- Optional: Zitronenspalte zum Servieren

Wegbeschreibungen:

1. Den Ziegenweichkäse gleichmäßig auf der gerösteten Vollkornbrotscheibe verteilen.

2. Mit geräuchertem Lachs belegen und mit Kapern bestreuen.

3. Mit frischem Dill garnieren.

4. Den Toast mit Räucherlachs und Ziegenkäse sofort servieren, nach Belieben mit einer Zitronenspalte als Beilage.

Nährwertangaben (pro Portion):

Kalorien: ca. 200 kcal

Gesamtfett: Etwa 8 Gramm

Natrium: Ungefähr 600 Milligramm

Gesamtkohlenhydrate: ca. 15 Gramm

Ballaststoffe: Ungefähr 3 Gramm

Zucker: ca. 2 Gramm

Eiweiß: Etwa 15 Gramm

Knoblauch-Kräuter-Joghurt-Dip

Portionsgröße: 1 Portion (2 Esslöffel), Zubereitungszeit: 5 Minuten, Gesamtzeit: 5 Minuten

Zutaten:

- 1/2 Tasse griechischer Joghurt

- 1 Knoblauchzehe, gehackt

- 1 Esslöffel frisch gewürfelte Kräuter (z.B. Petersilie, Dill oder Schnittlauch)

- 1 Teelöffel Zitronensaft

- Salz und Pfeffer nach Geschmack

- Optional: Gemüsesticks oder Vollkorncracker zum Servieren

Wegbeschreibungen:

1. In einer kleinen Rührschüssel den griechischen Joghurt, den gehackten Knoblauch, die gehackten frischen Kräuter, den Zitronensaft, das Salz und den Pfeffer vermischen.

2. Umrühren, bis alles gut vermischt ist.

3. Abschmecken und nach Bedarf abschmecken.

4. Servieren Sie den Knoblauch-Kräuter-Joghurt-Dip sofort mit Gemüsesticks oder Vollkorncrackern zum Dippen.

Nährwertangaben (pro Portion):

Kalorien: ca. 30 kcal

Gesamtfett: Etwa 0 Gramm

Natrium: ca. 20 Milligramm

Kohlenhydrate insgesamt: ca. 2 Gramm

Ballaststoffe: Ungefähr 0 Gramm

Zucker: ca. 1 Gramm

Eiweiß: Etwa 5 Gramm

Apfelscheiben mit Zimtgewürz

Portionsgröße: 1 Apfel (2 Portionen), Zubereitungszeit: 5 Minuten, Kochzeit: 5 Minuten, Gesamtzeit: 10 Minuten

Zutaten:

- 1 Apfel
- 1 Teelöffel gemahlener Zimt
- 1 Esslöffel Mandelmus oder Erdnussmus
- Optional: Honig oder Ahornsirup zum Beträufeln

Wegbeschreibungen:

1. Den Apfel vom Kern befreien und in dünne Scheiben schneiden.

2. Die Apfelscheiben mit gemahlenem Zimt bestreuen.

3. Eine beschichtete Pfanne bei mittlerer Hitze erhitzen. Die Apfelscheiben in die Pfanne geben und 2-3 Minuten auf jeder Seite braten, bis sie leicht weich sind.

4. Die mit Zimt gewürzten Apfelscheiben mit Mandelmus oder Erdnussbutter zum Dippen servieren.

5. Optional mit Honig oder Ahornsirup beträufeln, um die Süße zu erhöhen.

Nährwertangaben (pro Portion):

Kalorien: ca. 80 kcal

Gesamtfett: ca. 3 Gramm

Natrium: Ungefähr 0 Milligramm

Gesamtkohlenhydrate: ca. 15 Gramm

Ballaststoffe: Ungefähr 3 Gramm

Zucker: ca. 10 Gramm

Eiweiß: Etwa 1 Gramm

Dunkle Schokoladen-Brownie-Häppchen

Portionsgröße: 1 Bissen (12 Portionen), Zubereitungszeit: 10 Minuten, Kochzeit: 20 Minuten, Gesamtzeit: 30 Minuten

Zutaten:

- 1 Tasse schwarze Bohnen, abgetropft und abgespült
- 1/4 Tasse ungesüßtes Kakaopulver
- 1/4 Tasse Honig oder Ahornsirup
- 2 Esslöffel Mandelmus oder Erdnussmus
- 1 Teelöffel Vanilleextrakt
- 1/4 Teelöffel Backpulver
- 1/4 Tasse dunkle Schokoladenstückchen
- Optional: gehackte Nüsse zum Topping

Wegbeschreibungen:

1. Den Ofen auf 175°C (350°F) vorheizen. Ein Mini-Muffinblech einfetten oder mit Mini-Muffinförmchen auslegen.
2. Schwarze Bohnen, Kakaopulver, Honig oder Ahornsirup, Mandel- oder Erdnussbutter, Vanilleextrakt und Backpulver in einer Küchenmaschine vermischen. Mixen, bis eine glatte Masse entsteht.
3. Die Zartbitterschokoladenstückchen unterrühren.
4. Den Teig in das vorbereitete Mini-Muffinblech geben und jede Mulde zu etwa zwei Dritteln füllen.
5. 15-20 Minuten backen, bis sie fest sind.
6. Die Brownie-Häppchen 5 Minuten im Muffinblech abkühlen lassen, bevor sie auf ein Kuchengitter gelegt werden, damit sie vollständig abkühlen.
7. Optional vor dem Servieren mit gehackten Nüssen belegen.

Nährwertangaben (pro Portion):

Kalorien: ca. 70 kcal

Gesamtfett: ca. 3 Gramm

Natrium: ca. 30 Milligramm

Kohlenhydrate insgesamt: ca. 11 Gramm

Ballaststoffe: ca. 2 Gramm

Zucker: ca. 6 Gramm

Eiweiß: Etwa 2 Gramm

Veganes Bananen-Walnuss-Eis

Portionsgröße: 1/2 Tasse (4 Portionen), Zubereitungszeit: 5 Minuten, Gefrierzeit: 4 Stunden

Gesamtzeit: 4 Stunden 5 Minuten

Zutaten:

- 2 reife Bananen, in Scheiben geschnitten und gefroren

- 1/4 Tasse Kokosmilch oder Mandelmilch

- 1/4 Tasse gehackte Walnüsse

- 1 Teelöffel Vanilleextrakt

- Optional: Ahornsirup oder Honig für zusätzliche Süße

Wegbeschreibungen:

1. In einem Mixer oder einer Küchenmaschine die gefrorenen Bananenscheiben, Kokos- oder Mandelmilch, gehackte Walnüsse und Vanilleextrakt vermischen.

2. Mixen, bis die Mischung glatt und cremig ist, dabei gelegentlich die Seiten des Mixers oder der Küchenmaschine abkratzen.

3. Probieren Sie die Mischung ab und fügen Sie Ahornsirup oder Honig hinzu, wenn Sie möchten, um die Süße zu erhöhen.

4. Geben Sie die Mischung in einen Behälter, der zum Einfrieren sicher ist, und frieren Sie sie mindestens 4 Stunden lang ein, oder bis sie fest wird.

5. Das vegane Bananen-Walnuss-Eis vor dem Schöpfen und Servieren einige Minuten bei Zimmertemperatur ziehen lassen.

Nährwertangaben (pro Portion):

Kalorien: ca. 120 kcal

Gesamtfett: ca. 6 Gramm

Natrium: ca. 5 Milligramm

Kohlenhydrate insgesamt: ca. 18 Gramm

Ballaststoffe: Ungefähr 3 Gramm

Zucker: ca. 10 Gramm

Eiweiß: Etwa 2 Gramm

Miso-Tahini-Dip

Portionsgröße: 2 Esslöffel (8 Portionen), Zubereitungszeit: 5 Minuten. Gesamtzeit: 5 Minuten

Zutaten:

- 1/4 Tasse Tahini
- 1 Esslöffel weiße Misopaste
- 1 Esslöffel Zitronensaft
- 1 Knoblauchzehe, gehackt
- 2 Esslöffel Wasser
- Optional: Sesam zum Garnieren

Wegbeschreibungen:

1. In einer kleinen Schüssel Tahini, weiße Misopaste, Zitronensaft, gehackten Knoblauch und Wasser glatt rühren.
2. Wenn der Dip zu dickflüssig ist, fügen Sie mehr Wasser hinzu, jeweils 1 Teelöffel, bis die gewünschte Konsistenz erreicht ist.
3. Sesam vor dem Servieren hinzufügen, wenn du magst.
4. Servieren Sie den Miso-Tahini-Dip mit Gemüsesticks, Vollkorncrackern oder als Brotaufstrich.

Nährwertangaben (pro Portion):

Kalorien: ca. 50 kcal

Gesamtfett: ca. 4 Gramm

Natrium: ca. 90 Milligramm

Kohlenhydrate insgesamt: ca. 3 Gramm

Ballaststoffe: Ungefähr 1 Gramm

Zucker: ca. 0 Gramm

Eiweiß: Etwa 2 Gramm

KAPITEL 5

STÄRKENDE MAHLZEITEN

Spaghetti mit Champignon-Bolognese

Portionsgröße: 1 Portion, Zubereitungszeit: 10 Minuten, Kochzeit: 30 Minuten, Gesamtzeit: 40 Minuten

Zutaten:

- 2 Tassen Vollkorn- oder glutenfreie Spaghetti
- 2 Tassen Cremini-Pilze, fein gehackt
- 1 Zwiebel, gewürfelt
- 2 Knoblauchzehen, gehackt
- 1 Karotte, gerieben
- 1 Stange Sellerie, gewürfelt
- 1 Dose (14,5 Unzen) gewürfelte Tomaten
- 1 Esslöffel Tomatenmark
- 1 Teelöffel getrockneter Oregano
- 1 Teelöffel getrocknetes Basilikum
- Salz und Pfeffer nach Geschmack
- Frische Petersilie zum Garnieren
- Geriebener Parmesan (optional)

Wegbeschreibungen:

1. Die Spaghetti nach Packungsanweisung al dente kochen. Abgießen und beiseite stellen.
2. In einer großen Pfanne Olivenöl bei mittlerer Hitze erhitzen. Die gehackte Zwiebel und den gehackten Knoblauch hineingeben und kochen, bis sie weich werden und duften, normalerweise etwa 3 bis 4 Minuten.
3. Die gehackten Champignons, die geriebene Karotte und die Selleriewürfel in die Pfanne geben. Unter gelegentlichem Rühren ca. 5-7 Minuten kochen, bis das Gemüse weich ist und die Pilze ihren Saft abgeben.

4. Tomatenwürfel, Tomatenmark, getrockneten Oregano, getrocknetes Basilikum, Salz und Pfeffer unterrühren. Die Soße 10-15 Minuten köcheln lassen, damit sich die Aromen vermischen und die Soße dickflüssiger wird. Die Champignon-Bolognese-Sauce über gekochten Spaghetti servieren, nach Belieben mit frischer Petersilie und geriebenem Parmesan garnieren.

Nährwertangaben (pro Portion):

Kalorien: ca. 350 kcal

Gesamtfett: ca. 2 Gramm

Natrium: ca. 400 Milligramm

Gesamtkohlenhydrate: ca. 70 Gramm

Ballaststoffe: Ungefähr 10 Gramm

Zucker: ca. 10 Gramm

Eiweiß: Etwa 15 Gramm

Pilz-Burger

Portionsgröße: 1 Burger, Zubereitungszeit: 15 Minuten, Kochzeit: 15 Minuten, Gesamtzeit: 30 Minuten

Zutaten:

- 2 Tassen Champignons (z.B. Portobello oder Cremini), fein gewürfelt
- 1 Zwiebel, fein gehackt
- 2 Knoblauchzehen, gehackt
- 1/2 Tasse Haferflocken
- 1/4 Tasse Semmelbrösel (Vollkorn oder glutenfrei)
- 1 Esslöffel Sojasauce oder Tamari
- 1 Teelöffel getrockneter Thymian
- Salz und Pfeffer nach Geschmack
- Vollkorn-Burgerbrötchen
- Salat, Tomatenscheiben und Avocadoscheiben zum Garnieren.

1. In einer großen Pfanne Olivenöl bei mittlerer Hitze erhitzen. Die gehackten Champignons, die Zwiebel und den gehackten Knoblauch hinzufügen. Anbraten, bis die Pilze weich und die Zwiebeln glasig sind, ca. 5-7 Minuten.

2. Die gekochte Pilzmischung in eine Küchenmaschine geben. Haferflocken, Semmelbröseln, Sojasauce oder Tamari, getrockneten Thymian, Salz und Pfeffer hinzufügen. Pulsieren, bis alles gut vermischt ist und die Mischung zusammenhält.

3. Die Pilzmischung zu Burger-Patties formen.

4. In der gleichen Pfanne etwas mehr Olivenöl bei mittlerer Hitze erhitzen. Die Champignon-Burger 3-4 Minuten pro Seite backen, bis sie goldbraun werden und gründlich erhitzt sind.

5. Servieren Sie die Pilzburger auf Vollkorn-Burgerbrötchen, garniert mit Salat, Tomatenscheiben und Avocadoscheiben.

Nährwertangaben (pro Portion):

Kalorien: ca. 250 kcal

Gesamtfett: ca. 5 Gramm

Natrium: ca. 400 Milligramm

Kohlenhydrate insgesamt: ca. 45 Gramm

Ballaststoffe: Ungefähr 8 Gramm

Zucker: ca. 5 Gramm

Eiweiß: Etwa 10 Gramm

Zucchini mit Putenfüllung

Portionsgröße: 1 Zucchini-Keim, Zubereitungszeit: 15 Minuten, Kochzeit: 30 Minuten, Gesamtzeit: 45 Minuten

Zutaten:

- 2 mittelgroße Zucchini

- 1/2 Pfund magerer gehackter Truthahn
- 1 Zwiebel, gewürfelt
- 1 Paprika, gewürfelt
- 2 Knoblauchzehen, gehackt
- 1 Teelöffel getrockneter Oregano
- 1 Teelöffel getrocknetes Basilikum
- 1 Dose (14,5 Unzen) gewürfelte Tomaten
- Salz und Pfeffer nach Geschmack
- Geriebener Parmesan zum Topping (optional)
- Frisches Basilikum zum Garnieren

Wegbeschreibungen:

1. Den Ofen auf 190°C (375°F) vorheizen. Die Zucchini längs halbieren und die Kerne herauslöffeln, um Zucchinischiffchen zu formen.
2. In einer großen Pfanne das Putenhackfleisch bei mittlerer Hitze garen, bis es gebräunt und durchgegart ist, dabei mit einem Löffel zerkleinern. Überschüssiges Fett abtropfen lassen.
3. Die gewürfelte Zwiebel, die Paprika und den gehackten Knoblauch mit dem gekochten Truthahn in die Pfanne geben. Etwa 5-7 Minuten, bis das Gemüse weich ist.
4. Getrockneten Oregano, getrocknetes Basilikum, Tomatenwürfel (mit Saft), Salz und Pfeffer unterrühren. Die Mischung 5-10 Minuten köcheln lassen, damit sich die Aromen vermischen können.
5. Die Zucchini-Schiffchen in eine Auflaufform legen. Jedes Schiffchen mit der Puten-Gemüse-Mischung füllen.
6. Im vorgeheizten Ofen 20-25 Minuten backen, bis die Zucchini weich sind.
7. Optional die gefüllten Zucchini-Schiffchen vor dem Servieren mit geriebenem Parmesan bestreuen. Mit frischem Basilikum garnieren.

Nährwertangaben (pro Portion):

Kalorien: ca. 200 kcal

Gesamtfett: ca. 5 Gramm

Natrium: ca. 400 Milligramm

Gesamtkohlenhydrate: ca. 15 Gramm

Ballaststoffe: ca. 5 Gramm

Zucker: ca. 8 Gramm

Eiweiß: Etwa 20 Gramm

Marokkanisch gewürzte Zucchini

Portionsgröße: 1 Portion, Zubereitungszeit: 10 Minuten, Kochzeit: 20 Minuten, Gesamtzeit: 30 Minuten

Zutaten:

- 2 mittelgroße Zucchini, in Scheiben geschnitten
- 1 Esslöffel Olivenöl
- 1 Teelöffel gemahlener Kreuzkümmel
- 1/2 Teelöffel gemahlener Koriander
- 1/2 Teelöffel gemahlener Zimt
- 1/4 Teelöffel gemahlener Ingwer
- 1/4 Teelöffel gemahlener Kurkuma
- Salz und Pfeffer nach Geschmack
- Frischer Koriander zum Garnieren

Wegbeschreibungen:

1. In einer großen Pfanne Olivenöl bei mittlerer Hitze erhitzen. Die in Scheiben geschnittenen Zucchinischeiben in die Pfanne geben.
2. Die Zucchinischeiben mit gemahlenem Kreuzkümmel, gemahlenem Koriander, gemahlenem Zimt, gemahlenem Ingwer, gemahlenem Kurkuma, Salz und Pfeffer bestreuen. Schwenken, um es gleichmäßig zu beschichten.
3. Die Zucchinischeiben unter gelegentlichem Rühren 15-20 Minuten kochen, bis sie weich und goldbraun sind.
4. Die marokkanisch gewürzte Zucchini heiß servieren, garniert mit frischem Koriander.

Nährwertangaben (pro Portion):

Kalorien: ca. 80 kcal

Gesamtfett: ca. 5 Gramm

Natrium: ca. 300 Milligramm

Kohlenhydrate insgesamt: ca. 8 Gramm

Ballaststoffe: Ungefähr 3 Gramm

Zucker: ca. 5 Gramm

Eiweiß: ca. 3 Gramm

Walnusshähnchen und Granatapfel

Portionsgröße: 1 Portion, Zubereitungszeit: 10 Minuten, Kochzeit: 20 Minuten, Gesamtzeit: 30 Minuten

Zutaten:

- 1 Hähnchenbrust ohne Knochen und Haut
- 1/4 Tasse Walnüsse, gehackt
- 1/4 Tasse Granatapfelkerne
- 1 Esslöffel Olivenöl
- 1 Esslöffel Honig
- 1 Teelöffel Dijon-Senf
- Salz und Pfeffer nach Geschmack
- Frische Petersilie zum Garnieren

Wegbeschreibungen:

1. Die Hähnchenbrust mit Salz und Pfeffer würzen. Olivenöl in einer Pfanne bei mittlerer Hitze erwärmen.
2. Die Hähnchenbrust auf jeder Seite 6-8 Minuten garen, bis sie gar ist.
3. In einer kleinen Schüssel Honig und Dijon-Senf verrühren und verquirlen. Nachdem das Hähnchen gar ist, nehmen Sie es aus der Pfanne und lassen Sie es einige Minuten ruhen. Das Hähnchen in Scheiben schneiden.

4. In dieselbe Pfanne die gehackten Walnüsse geben und unter häufigem Rühren 2-3 Minuten rösten.

5. Das in Scheiben geschnittene Hähnchen mit gerösteten Walnüssen und Granatapfelkernen servieren und mit der Honig-Dijon-Mischung beträufeln. Mit frischer Petersilie garnieren.

Nährwertangaben (pro Portion):

Kalorien: ca. 300 kcal

Gesamtfett: ca. 15 Gramm

Natrium: ca. 150 Milligramm

Gesamtkohlenhydrate: ca. 15 Gramm

Ballaststoffe: ca. 2 Gramm

Zucker: ca. 12 Gramm

Eiweiß: Etwa 25 Gramm

Truthahn-Bohnen-Chili

Portionsgröße: 1 Portion, Zubereitungszeit: 15 Minuten, Kochzeit: 30 Minuten, Gesamtzeit: 45 Minuten

Zutaten:

- 1 Pfund magerer gehackter Truthahn
- 1 Zwiebel, gewürfelt
- 2 Knoblauchzehen, gehackt
- 1 Paprika, gewürfelt
- 1 Dose (14,5 Unzen) gewürfelte Tomaten
- 1 Dose (15 Unzen) Kidneybohnen, gewaschen und abgetropft
- 1 Dose (15 Unzen) schwarze Bohnen, gewaschen und abgetropft
- 2 Esslöffel Chilipulver
- 1 Teelöffel gemahlener Kreuzkümmel
- Salz und Pfeffer nach Geschmack
- Optionale Toppings: gehackter Koriander, geriebener Käse, griechischer Joghurt

Wegbeschreibungen:

1. In einem großen Topf das Putenhackfleisch bei mittlerer Hitze garen, bis es gebräunt ist.
2. Die gewürfelte Zwiebel, den gehackten Knoblauch und die gewürfelte Paprika in den Topf geben. Etwa 5 Minuten kochen, bis das Gemüse weich ist.
3. Tomatenwürfel, Kidneybohnen, schwarze Bohnen, Chilipulver und gemahlenen Kreuzkümmel unterrühren.
4. Die Chilischote zum Köcheln bringen und unter gelegentlichem Rühren 20-25 Minuten kochen lassen.
5. Mit Salz und Pfeffer abschmecken.
6. Servieren Sie den Truthahn und das Bohnen-Chili heiß und garnieren Sie es mit optionalen Toppings wie gehacktem Koriander, geriebenem Käse oder einem Klecks griechischem Joghurt.

Nährwertangaben (pro Portion):

Kalorien: ca. 350 kcal

Gesamtfett: Etwa 8 Gramm

Natrium: Ungefähr 600 Milligramm

Gesamtkohlenhydrate: ca. 35 Gramm

Ballaststoffe: Ungefähr 10 Gramm

Zucker: ca. 8 Gramm

Eiweiß: Etwa 30 Gramm

Curry-Hähnchen und Kichererbsen

Portionsgröße: 1 Portion, Zubereitungszeit: 10 Minuten, Kochzeit: 20 Minuten, Gesamtzeit: 30 Minuten

Zutaten:

- 1 Hähnchenbrust ohne Knochen, ohne Haut, gewürfelt
- 1 Dose (15 Unzen) Kichererbsen, gewaschen und abgetropft
- 1 Zwiebel, gewürfelt

- 2 Knoblauchzehen, gehackt

- 1 Esslöffel Currypulver

- 1/2 Teelöffel gemahlener Kurkuma

- 1/4 Teelöffel gemahlener Cayennepfeffer (optional)

- 1 Dose (14,5 Unzen) gewürfelte Tomaten

- 1/2 Tasse Kokosmilch

- Salz und Pfeffer nach Geschmack

- Frischer Koriander zum Garnieren

Wegbeschreibungen:

1. In einer großen Pfanne Olivenöl bei mittlerer Hitze erhitzen. Die gewürfelte Hähnchenbrust dazugeben und kochen, bis sie goldbraun und vollständig gar ist. Dann die gewürfelte Zwiebel und den gehackten Knoblauch in die Pfanne geben. Etwa 5 Minuten kochen, bis die Zwiebel glasig ist.

2. Currypulver, gemahlenen Kurkuma und gemahlenen Cayennepfeffer (falls verwendet) unterrühren und 1 Minute kochen lassen, bis sie duften.

3. Die abgetropften und abgespülten Kichererbsen, Tomatenwürfel und Kokosmilch in die Pfanne geben. Umrühren.

4. Die Mischung zum Köcheln bringen und unter gelegentlichem Rühren 10-15 Minuten köcheln lassen.

5. Mit Salz und Pfeffer abschmecken.

6. Das Curryhähnchen und die Kichererbsen heiß servieren, garniert mit frischem Koriander.

Nährwertangaben (pro Portion):

Kalorien: ca. 350 kcal

Gesamtfett: ca. 12 Gramm

Natrium: ca. 500 Milligramm

Gesamtkohlenhydrate: ca. 30 Gramm

Ballaststoffe: Ungefähr 8 Gramm

Zucker: ca. 6 Gramm

Eiweiß: Etwa 30 Gramm

Truthahn-Taco-Salat

Portionsgröße: 1 Portion, Zubereitungszeit: 15 Minuten, Kochzeit: 15 Minuten, Gesamtzeit: 30 Minuten

Zutaten:

- 1 Pfund magerer gehackter Truthahn
- 1 Esslöffel Olivenöl
- 1 Päckchen Taco-Gewürzmischung
- 1 Kopf Römersalat, gehackt
- 1 Tasse Kirschtomaten, halbiert
- 1/2 Tasse schwarze Bohnen, abgetropft und abgespült
- 1/2 Tasse Maiskörner (frisch oder gefroren)
- 1 Avocado, gewürfelt
- 1/4 Tasse geriebener Käse
- Salsa und griechischer Joghurt zum Servieren

Wegbeschreibungen:

1. In einer großen Pfanne Olivenöl bei mittlerer Hitze erhitzen. Den gehackten Truthahn dazugeben und braten, bis er gebräunt ist, dabei mit einem Löffel zerkleinern.
2. Die Taco-Gewürzmischung unterrühren und nach Packungsanweisung kochen.
3. In einer großen Schüssel den gehackten Römersalat, die halbierten Kirschtomaten, die schwarzen Bohnen, die Maiskörner, die gewürfelte Avocado und den geriebenen Käse vermischen.
4. Die gekochte Putenmischung in die Schüssel geben und vermengen.
5. Servieren Sie den Truthahn-Taco-Salat mit Salsa und griechischem Joghurt als Beilage.

Nährwertangaben (pro Portion):

Kalorien: ca. 400 kcal

Gesamtfett: ca. 20 Gramm

Natrium: ca. 800 Milligramm

Kohlenhydrate insgesamt: ca. 25 Gramm

Ballaststoffe: Ungefähr 8 Gramm

Zucker: ca. 5 Gramm

Eiweiß: Etwa 30 Gramm

KAPITEL 6

GESUNDE GETRÄNKE UND SÄFTE

Ingwer-leckerer grüner Smoothie

(Portionsgröße: 1 Glas), Zubereitungszeit: 5 Minuten

Zutaten:

- 1 Tasse ungesüßte pflanzliche Milch (Mandelmilch, Sojamilch usw.)
- 1 Handvoll (ca. 1 Tasse) Babyspinat oder Grünkohl
- 1/2 Banane, tiefgekühlt oder frisch
- 1 Zoll frischer Ingwer, geschält und gehackt
- 1/4 Tasse Ananasstücke (frisch oder gefroren)
- 1/2 Teelöffel gemahlener Kurkuma (optional)

Wegbeschreibungen:

1. Alle Zutaten in einen Mixer geben und pürieren, bis sie eine glatte und cremige Konsistenz erreichen.
2. Falls gewünscht, füge etwas mehr pflanzliche Milch hinzu, um eine dünnere Konsistenz zu erhalten.
3. In ein Glas gießen und genießen!

Nährwertangaben (pro 1 Glas):

Kalorien: 200

Fett: 3g

Gesättigte Fettsäuren: 1g (abhängig von der verwendeten pflanzlichen Milch)

Kohlenhydrate: 35g

Ballaststoffe: 4g

Zucker: (natürlicher Zucker aus Früchten)

Eiweiß: 2g (abhängig von der verwendeten pflanzlichen Milch)

Beeren-leckerer Antioxidans-Schub

(Portionsgröße: 1 Glas), Zubereitungszeit: 5 Minuten

Zutaten:

- 1 Tasse ungesüßter Granatapfelsaft
- 1 Tasse verschiedene gefrorene Beeren, darunter Blaubeeren, Himbeeren und Erdbeeren.
- 1/2 Tasse Sprudelwasser (optional, für einen sprudelnden Touch)
- 1/4 Tasse frische Minzblätter

Wegbeschreibungen:

1. Den Granatapfelsaft, die gefrorenen Beeren und die Minzblätter in einen Mixer geben. Mixen, bis eine glatte Masse entsteht.
2. Wenn Sie Sprudelwasser verwenden, geben Sie es langsam in den Mixer und pulsieren Sie ein paar Mal, um es einzuarbeiten, ohne zu viel Sprudel zu erzeugen.
3. In ein Glas gießen und genießen!

Nährwertangaben (pro 1 Glas):

Kalorien: 150

Fett: 0g

Gesättigte Fettsäuren: 0g

Kohlenhydrate: 30g

Ballaststoffe: 3g

Zucker: (natürlicher Zucker aus Früchten)

Eiweiß: 1g (Spuren)

Kurkuma-Tee mit Honig

(Portionsgröße: 1 Tasse), Zubereitungszeit: 5 Minuten

Zutaten:

- 1 Tasse Wasser
- 1 Zoll frische Kurkumawurzel, geschält und gerieben (oder 1 Teelöffel gemahlener Kurkuma)
- 1 Zoll frische Ingwerwurzel, geschält und in Scheiben geschnitten (optional)
- 1 Schwarzteebeutel (optional)
- 1 Esslöffel Honig (oder nach Belieben mit Ahornsirup abschmecken).
- Zitronenspalte (optional)

Wegbeschreibungen:

1. In einem kleinen Topf Wasser, Kurkuma und Ingwer (falls verwendet) vermischen.
2. Die Mischung zum Kochen bringen, dann die Hitze reduzieren und 5 bis 10 Minuten köcheln lassen.
3. Wenn Sie einen Schwarzteebeutel verwenden, fügen Sie ihn in den letzten Minuten des Köchelns hinzu.
4. Den Tee vom Herd nehmen und durch ein Sieb in eine Tasse gießen.
5. Honig (oder Ahornsirup) nach Belieben unterrühren.
6. Füge eine Zitronenspalte hinzu, um einen zusätzlichen Hauch von Geschmack zu erhalten (optional).

Nährwertangaben (pro 1 Tasse, mit Honig):

Kalorien: 60

Fett: 0g

Gesättigte Fettsäuren: 0g

Kohlenhydrate: 15g

Ballaststoffe: 0g

Zucker: (natürlicher Zucker aus Honig)

Eiweiß: 0g

Tropischer Paradies-Smoothie

(Portionsgröße: 1 Glas), Zubereitungszeit: 5 Minuten

Zutaten:

- 1 Tasse ungesüßte pflanzliche Milch (Kokosmilch, Mandelmilch usw.)
- 1/2 Tasse gefrorene Mangostücke
- 1/4 Tasse gehackte Ananas (frisch oder gefroren)
- 1/4 Avocado, geschält und entsteint
- 1 Esslöffel gemahlene Leinsamen (optional, für zusätzliche Ballaststoffe und Omega-3-Fettsäuren)
- Prise gemahlener Zimt

Wegbeschreibungen:

1. Alle Zutaten in einen Mixer geben und pürieren, bis sie glatt und cremig sind.
2. Falls gewünscht, füge etwas mehr pflanzliche Milch hinzu, um eine dünnere Konsistenz zu erhalten.
3. In ein Glas gießen und genießen!

Nährwertangaben (pro 1 Glas):

Kalorien: 250

Fett: 12g (meist gesunde Fette aus Avocado und Kokosmilch)

Gesättigte Fettsäuren: 4 g (abhängig von der verwendeten pflanzlichen Milch)

Kohlenhydrate: 30g

Ballaststoffe: 4g (abhängig von der Zugabe von Leinsamen)

Zucker: (natürlicher Zucker aus Früchten)

Eiweiß: 2g (abhängig von der verwendeten pflanzlichen Milch)

Würziger Karotten- und Rote-Bete-Detox-Saft

(Portionsgröße: 1 Glas), Zubereitungszeit: 5 Minuten (erfordert einen Entsafter)

Zutaten:

- 1 große Karotte, geschält und gehackt
- 1 mittelgroße Rote Bete, geschält und gehackt
- 1 mittelgroßer Apfel, entkernt und gehackt
- 1 Zoll frische Ingwerwurzel, geschält und gehackt
- 1/4 Zoll frische Jalapeño-Paprika, entkernt und gehackt (optional, für einen würzigen Kick)
- 1/2 Zitrone, entsaftet

Wegbeschreibungen:

1. Alle Zutaten waschen und vorbereiten.
2. Füttere die Zutaten nacheinander durch deinen Entsafter.
3. Wenn der Saft für deinen Geschmack zu stark ist, kannst du ihn mit einem Spritzer Wasser oder ungesüßtem Grüntee verdünnen.
4. In ein Glas gießen und genießen!

Nährwertangaben (pro 1 Glas):

Kalorien: 100

Fett: 0g

Gesättigte Fettsäuren: 0g

Kohlenhydrate: 25g

Ballaststoffe: 3 g (abhängig von der Effizienz des Entsafters)

Zucker: (natürlicher Zucker aus Früchten)

Eiweiß: 1g (Spuren)

Feuchtigkeitsspendende Kräuterteemischung

(Portionsgröße: 1 Tasse), Zubereitungszeit: 5 Minuten

Zutaten:

- 1 Tasse heißes Wasser
- 1 Esslöffel getrocknete Pfefferminzblätter
- 1 Esslöffel getrocknete Kamillenblüten
- 1 Teelöffel getrocknete Hibiskusblüten (optional, für einen säuerlichen Geschmack)
- Honig oder Ahornsirup nach Geschmack (optional)
- Zitronenspalte (optional)

Wegbeschreibungen:

1. Wasser bis zum Siedepunkt erhitzen.
2. Gießen Sie heißes Wasser in einen Becher.
3. Fügen Sie getrocknete Pfefferminzblätter, Kamillenblüten und Hibiskusblüten hinzu (falls verwendet).
4. Den Tee zugedeckt 5-10 Minuten ziehen lassen.
5. Den Tee in eine Tasse abseihen.
6. Sie können optional Honig oder Ahornsirup nach Ihren Geschmacksvorlieben hinzufügen.
7. Eine Zitronenspalte für einen zusätzlichen Hauch von Geschmack unterdrücken (optional).

Nährwertangaben (pro 1 Tasse, ohne Honig):

Kalorien: 0

Fett: 0g

Gesättigte Fettsäuren: 0g

Kohlenhydrate: 0g

Ballaststoffe: 0g

Zucker: 0g (Spuren von Hibiskusblüten, falls verwendet)

Eiweiß: 0g

Gewürzter Apfel- und Birnenkühler

(Portionsgröße: 1 Glas), Zubereitungszeit: 5 Minuten

Zutaten:

- 1 Tasse ungesüßter Apfelsaft
- 1/2 Tasse gehackte Birne
- 1 Zimtstange
- 3 Nelken
- Prise gemahlener Ingwer
- 1/2 Teelöffel Zitronensaft (optional)
- Prise gemahlene Muskatnuss (optional)

Wegbeschreibungen:

1. In einem kleinen Topf Apfelsaft, gehackte Birne, Zimtstange, Nelken und Ingwer vermischen.
2. Die Mischung bei mittlerer Hitze erhitzen, bis sie köchelt.
3. Die Hitze reduzieren und 5-7 Minuten köcheln lassen, bis die Birnenstücke weich sind.
4. Den Topf vom Herd nehmen. Die Mischung in einen Becher oder ein Glas abseihen und die Feststoffe wegwerfen.
5. Zitronensaft und Muskatnuss (optional) nach Belieben unterrühren.
6. Warm servieren und genießen!

Nährwertangaben (pro 1 Glas):

Kalorien: 150

Fett: 0g

Gesättigte Fettsäuren: 0g

Kohlenhydrate: 35g

Ballaststoffe: 2g (je nach Birnensorte)

Zucker: (natürlicher Zucker aus Apfelsaft und Birne)

Eiweiß: 0g (Spuren)

Wassermelone & Minze Erfrischung

(Portionsgröße: 1 Glas), Zubereitungszeit: 5 Minuten

Zutaten:

- 2 Tassen kernlose Wassermelonenstücke, gefroren
- 1/2 Tasse Crushed Ice
- 1 Esslöffel gehackte frische Minzblätter
- 1/4 Tasse Sprudelwasser (optional)
- Spritzer Limettensaft (optional)

Wegbeschreibungen:

1. In einem Mixer die gefrorenen Wassermelonenstücke und das zerstoßene Eis vermischen.
2. Mixen, bis alles glatt und matschig ist.
3. Die gehackten Minzblätter unterrühren.
4. Falls gewünscht, fügen Sie einen Spritzer Sprudelwasser hinzu, um eine kohlensäurehaltige Note zu erzielen.
5. Einen Hauch Limettensaft hineinpressen, um eine zusätzliche Geschmacksdimension zu erhalten (optional).
6. In ein Glas gießen und genießen!

Nährwertangaben (pro 1 Glas):

Kalorien: 80

Fett: 0g

Gesättigte Fettsäuren: 0g

Kohlenhydrate: 20g

Ballaststoffe: 1g (je nach Wassermelonensorte)

Zucker: (natürlicher Zucker aus der Wassermelone)

Eiweiß: 1g (Spuren)

Green Power Veggie Saft

(Portionsgröße: 1 Glas), Zubereitungszeit: 5 Minuten (erfordert einen Entsafter)

Zutaten:

- 2 große Grünkohlblätter
- 1 Gurke, geschält und gehackt
- 1 Stange Sellerie, gehackt
- 1 Apfel, entkernt und gehackt (optional, für die Süße)
- 1/2 Zitrone, entsaftet

Wegbeschreibungen:

1. Alle Zutaten waschen und vorbereiten.
2. Füttere die Zutaten nacheinander durch deinen Entsafter.
3. Wenn der Saft für deinen Geschmack zu stark ist, kannst du ihn mit einem Spritzer Wasser oder ungesüßtem Grüntee verdünnen.
4. In ein Glas gießen und genießen!

Nährwertangaben (pro 1 Glas):

Kalorien: 100

Fett: 0g

Gesättigte Fettsäuren: 0g

Kohlenhydrate: 20g

Ballaststoffe: 2 g (abhängig von der Effizienz des Entsafters)

Zucker: (natürlicher Zucker aus Obst und Gemüse)

Eiweiß: 2g (Spuren)

KAPITEL 7

BRÜHE, DRESSINGS UND SAUCEN

Gesunde hausgemachte Mayonnaise

Portionsgröße: 1 Esslöffel, Zubereitungszeit: 5 Minuten, Gesamtzeit: 5 Minuten

Zutaten:

- 1 Eigelb
- 1 Teelöffel Dijon-Senf
- 1 Esslöffel Zitronensaft
- 1/2 Tasse entweder Avocadoöl oder eine leichte Sorte Olivenöl
- Salz und Pfeffer nach Geschmack

Wegbeschreibungen:

1. In einer kleinen Schüssel Eigelb, Dijon-Senf und Zitronensaft gut verrühren.
2. Das Avocadoöl oder das helle Olivenöl unter ständigem Rühren langsam unterträufeln, bis die Mischung emulgiert und eindickt.
3. Mit Salz und Pfeffer abschmecken.
4. Die selbstgemachte Mayonnaise in einem luftdichten Behälter im Kühlschrank bis zu einer Woche aufbewahren.

Nährwertangaben (pro Portion):

Kalorien: ca. 100 kcal

Gesamtfett: ca. 11 Gramm

Natrium: ca. 10 Milligramm

Kohlenhydrate insgesamt: ca. 0 Gramm

Eiweiß: Etwa 0 Gramm

Frische Salsa

Portionsgröße: 1/4 Tasse, Zubereitungszeit: 10 Minuten, Gesamtzeit: 10 Minuten

Zutaten:

- 2 Tomaten, gewürfelt
- 1/2 Zwiebel, fein gehackt
- 1 Jalapeño-Paprika, entkernt und fein gehackt
- 1/4 Tasse gehackter frischer Koriander
- 1 Esslöffel Limettensaft
- Salz und Pfeffer nach Geschmack

Wegbeschreibungen:

1. In einer Schüssel die gewürfelten Tomaten, die gehackte Zwiebel, die gehackte Jalapeño-Paprika, den gehackten frischen Koriander und den Limettensaft vermischen.
2. Mit Salz und Pfeffer abschmecken.
3. Gut vermischen.
4. Die frische Salsa sofort servieren oder 30 Minuten in den Kühlschrank stellen, damit sich die Aromen vermischen können.

Nährwertangaben (pro Portion):

Kalorien: ca. 15 kcal

Gesamtfett: Etwa 0 Gramm

Natrium: ca. 5 Milligramm

Kohlenhydrate insgesamt: ca. 3 Gramm

Ballaststoffe: Ungefähr 1 Gramm

Zucker: ca. 2 Gramm

Eiweiß: Etwa 0 Gramm

Kräuter-Zitrus-Marinade

Portionsgröße: 2 Esslöffel, Zubereitungszeit: 10 Minuten, Gesamtzeit: 10 Minuten

Zutaten:

- 1/4 Tasse frischer Orangensaft
- 2 Esslöffel Zitronensaft
- 2 Esslöffel Limettensaft
- 2 Knoblauchzehen, gehackt
- 2 Esslöffel frisch gehackte Kräuter wie Petersilie, Thymian oder Rosmarin
- 2 Esslöffel Olivenöl
- Salz und Pfeffer nach Geschmack

Wegbeschreibungen:

1. In einer Schüssel frischen Orangensaft, Zitronensaft, Limettensaft, gehackten Knoblauch, gehackte frische Kräuter und Olivenöl verquirlen.
2. Mit Salz und Pfeffer abschmecken.
3. Verwenden Sie die Kräuter-Zitrusmarinade, um Hähnchen, Fisch, Tofu oder Gemüse mindestens 30 Minuten lang zu marinieren, bevor Sie sie grillen oder backen.

Nährwertangaben (pro Portion):

Kalorien: ca. 50 kcal

Gesamtfett: ca. 5 Gramm

Natrium: Ungefähr 0 Milligramm

Kohlenhydrate insgesamt: ca. 2 Gramm

Ballaststoffe: Ungefähr 0 Gramm

Zucker: ca. 1 Gramm

Eiweiß: Etwa 0 Gramm

Marokkanisch inspirierte Soße

Portionsgröße: 2 Esslöffel, Zubereitungszeit: 10 Minuten, Kochzeit: 10 Minuten, Gesamtzeit: 20 Minuten

Zutaten:

- 1 Esslöffel Olivenöl
- 1 Zwiebel, fein gehackt
- 2 Knoblauchzehen, gehackt
- 1 Teelöffel gemahlener Kreuzkümmel
- 1 Teelöffel gemahlener Koriander
- 1/2 Teelöffel gemahlener Zimt
- 1/4 Teelöffel gemahlener Ingwer
- 1/4 Teelöffel gemahlener Paprika
- 1 Dose (14,5 Unzen) gewürfelte Tomaten
- 2 Esslöffel Tomatenmark
- 1/4 Tasse gehackter frischer Koriander
- Salz und Pfeffer nach Geschmack

Wegbeschreibungen:

1. Olivenöl in einer Pfanne bei mittlerer Hitze erhitzen. Dann die gehackte Zwiebel und den gehackten Knoblauch hinzufügen und kochen, bis sie weich und aromatisch werden, normalerweise etwa 3 bis 4 Minuten.
2. Gemahlenen Kreuzkümmel, gemahlenen Koriander, gemahlenen Zimt, gemahlenen Ingwer und gemahlenen Paprikapulver unterrühren. 1 Minute kochen lassen, bis die Gewürze geröstet und aromatisch sind.
3. Die gewürfelten Tomaten und das Tomatenmark in die Pfanne geben. Unter gelegentlichem Rühren 5 bis 7 Minuten köcheln lassen, bis die Soße eindickt.
4. Den gehackten frischen Koriander unterrühren. Mit Salz und Pfeffer abschmecken.
5. Servieren Sie die marokkanisch inspirierte Sauce über gegrilltem Hähnchen, Fisch, Tofu oder Gemüse.

Nährwertangaben (pro Portion):

Kalorien: ca. 30 kcal

Gesamtfett: ca. 2 Gramm

Natrium: ca. 100 Milligramm

Kohlenhydrate insgesamt: ca. 3 Gramm

Ballaststoffe: Ungefähr 1 Gramm

Zucker: ca. 2 Gramm

Eiweiß: Etwa 1 Gramm

Zitronen-Knoblauch-Dressing

Portionsgröße: 2 Esslöffel, Zubereitungszeit: 5 Minuten, Gesamtzeit: 5 Minuten

Zutaten:

- 1/4 Tasse frischer Zitronensaft
- 2 Knoblauchzehen, gehackt
- 1/4 Tasse natives Olivenöl extra
- 1 Teelöffel Dijon-Senf
- 1 Teelöffel Honig oder Ahornsirup (optional)
- Salz und Pfeffer nach Geschmack

Wegbeschreibungen:

1. In einer kleinen Schüssel den Dijon-Senf, Honig oder Ahornsirup und Apfelessig gut verrühren.
2. Mit Salz und Pfeffer abschmecken.
3. Verwenden Sie das Zitronen-Knoblauch-Dressing, um Salate, gegrilltes Gemüse oder gebratenes Hähnchen darüber zu träufeln.

Nährwertangaben (pro Portion):

Kalorien: ca. 70 kcal

Gesamtfett: ca. 7 Gramm

Natrium: ca. 20 Milligramm

Kohlenhydrate insgesamt: ca. 2 Gramm

Eiweiß: Etwa 0 Gramm

Honig-Senf-Dressing

Portionsgröße: 2 Esslöffel, Zubereitungszeit: 5 Minuten, Gesamtzeit: 5 Minuten

Zutaten:

- 2 Esslöffel Dijon-Senf
- 1 Esslöffel Honig oder Ahornsirup
- 2 Esslöffel Apfelessig
- 1/4 Tasse natives Olivenöl extra
- Salz und Pfeffer nach Geschmack

Wegbeschreibungen:

1. In einer kleinen Schüssel den Dijon-Senf, Honig oder Ahornsirup und Apfelessig vermischen, bis alles gut vermischt ist.
2. Gießen Sie nach und nach das native Olivenöl extra unter ständigem Rühren in die Mischung, bis das Dressing emulgiert und eindickt.
3. Mit Salz und Pfeffer abschmecken.
4. Verwenden Sie das Honig-Senf-Dressing zum Mischen von gemischtem Gemüse, gebratenem Gemüse oder gegrilltem Hähnchen.

Nährwertangaben (pro Portion):

Kalorien: ca. 90 kcal

Gesamtfett: Etwa 9 Gramm

Natrium: ca. 80 Milligramm

Kohlenhydrate insgesamt: ca. 3 Gramm

Eiweiß: Etwa 0 Gramm

Cremiges Kurkuma-Dressing

Portionsgröße: 2 Esslöffel, Zubereitungszeit: 5 Minuten, Gesamtzeit: 5 Minuten

Zutaten:

- 1/4 Tasse griechischer Naturjoghurt
- 1 Esslöffel natives Olivenöl extra
- 1 Esslöffel Zitronensaft
- 1 Teelöffel gemahlener Kurkuma
- 1 Teelöffel Honig oder Ahornsirup
- Salz und Pfeffer nach Geschmack

Wegbeschreibungen:

1. Den Dijon-Senf in einer kleinen Schüssel mit Honig oder Ahornsirup und Apfelessig gut verrühren.
2. Mit Salz und Pfeffer abschmecken.
3. Verwenden Sie das cremige Kurkuma-Dressing, um es über Salate, Getreideschalen oder gebratenes Gemüse zu träufeln.

Nährwertangaben (pro Portion):

Kalorien: ca. 60 kcal

Gesamtfett: ca. 5 Gramm

Natrium: ca. 15 Milligramm

Kohlenhydrate insgesamt: ca. 3 Gramm

Eiweiß: Etwa 2 Gramm

Basilikum-Spinat-Pesto

Portionsgröße: 2 Esslöffel, Zubereitungszeit: 10 Minuten, Gesamtzeit: 10 Minuten

Zutaten:

-   2 Tassen frische Basilikumblätter

-   1 Tasse frischer Blattspinat

-   1/4 Tasse Walnüsse oder Pinienkerne

-   2 Knoblauchzehen

-   1/4 Tasse natives Olivenöl extra

-   1/4 Tasse geriebener Parmesan

-   Salz und Pfeffer nach Geschmack

Wegbeschreibungen:

1. In einer Küchenmaschine die frischen Basilikumblätter, frischen Spinatblätter, Walnüsse oder Pinienkerne und Knoblauch vermischen. Pulsieren, bis sie grob gehackt sind.

2. Bei laufender Küchenmaschine langsam das native Olivenöl extra einträufeln, bis das Pesto die gewünschte Konsistenz erreicht hat.

3. Den geriebenen Parmesan dazugeben und noch ein paar Mal pulsieren, um alles gut zu verrühren.

4. Mit Salz und Pfeffer abschmecken.

5. Verwenden Sie das Basilikum-Spinat-Pesto als Brotaufstrich, als Topping für gegrilltes Hähnchen oder Fisch oder als Soße für Nudelgerichte.

Nährwertangaben (pro Portion):

Kalorien: ca. 80 kcal

Gesamtfett: Etwa 8 Gramm

Natrium: ca. 50 Milligramm

Kohlenhydrate insgesamt: ca. 2 Gramm

Eiweiß: Etwa 2 Gramm

SCHLUSSFOLGERUNG

Die Rezepte auf diesen Seiten bieten einen Anhaltspunkt. Fühlen Sie sich frei, sie zu erkunden, zu personalisieren und an Ihren Geschmack und Ihre Ernährungsbedürfnisse anzupassen. Scheuen Sie sich nicht, Ihr medizinisches Personal um Rat zu fragen, wie Sie diese Lebensmittel in Ihren individuellen Behandlungsplan integrieren können.

Denken Sie während Ihrer Reise an die Freude, Ihren Körper mit nahrhaften Zutaten zu versorgen. Genießen Sie die Aromen, probieren Sie neue Dinge aus und genießen Sie die sozialen Aspekte des Teilens von Mahlzeiten mit Ihren Lieben. Die Priorisierung einer guten Ernährung bewirkt mehr als nur die Ernährung Ihres Körpers. Es ermöglicht Ihnen auch, eine aktive Rolle für Ihre Gesundheit zu übernehmen und in dieser schwierigen Zeit die Kontrolle wiederzuerlangen.

Denken Sie während Ihrer Reise an die Freude, Ihren Körper mit nahrhaften Zutaten zu versorgen. Genießen Sie die Aromen, probieren Sie neue Dinge aus und genießen Sie die sozialen Aspekte des Teilens von Mahlzeiten mit Ihren Lieben. Die Priorisierung einer guten Ernährung bewirkt mehr als nur die Ernährung Ihres Körpers. Es ermöglicht Ihnen auch, eine aktive Rolle für Ihre Gesundheit zu übernehmen und in dieser schwierigen Zeit die Kontrolle wiederzuerlangen.

Denken Sie daran: Sie sind nicht allein. Die Krebsgemeinschaft unterstützt Sie, und dieses Kochbuch ist ein Beispiel für die Kraft und Ausdauer, die jeder Einzelne im Kampf gegen den Krebs besitzt. Wir wünschen Ihnen eine baldige Genesung, leckere Mahlzeiten und ein wiedergewonnenes Gefühl der Hoffnung für die Zukunft.

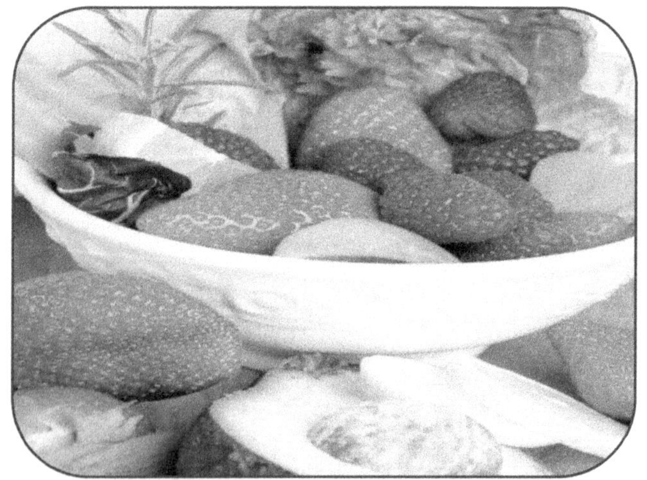

ANERKENNUNG

Die Erstellung dieses Kochbuchs wäre ohne die unschätzbaren Beiträge vieler Menschen nicht möglich gewesen. Zuallererst möchte ich den Krebspatienten, Überlebenden und Betreuern, die ihre Geschichten und Erfahrungen mit mir geteilt haben, meine tiefste Dankbarkeit aussprechen. Ihr Mut und Ihre Widerstandsfähigkeit im Angesicht von Widrigkeiten waren während dieses Projekts eine ständige Quelle der Inspiration.

Ein herzliches Dankeschön geht an das engagierte Team von registrierten Ernährungsberatern und medizinischen Spezialisten, die ihr Fachwissen eingebracht haben, um die Richtigkeit und ernährungsphysiologische Solidität der auf diesen Seiten gezeigten Rezepte zu gewährleisten. Ihre Ratschläge waren von unschätzbarem Wert bei der Entwicklung einer Ressource, die sowohl köstlich als auch unterstützend für Menschen ist, die sich einer Krebsbehandlung und Genesung unterziehen.

Abschließend möchte ich meiner Familie und meinen Freunden meine tiefste Wertschätzung für ihre unerschütterliche Liebe und Ermutigung auf dieser Reise aussprechen. Die Unterstützung, die Sie mir gegeben haben, war unglaublich bedeutungsvoll für mich. Und auch hier sage ich Danke für den Kauf dieses Buches.

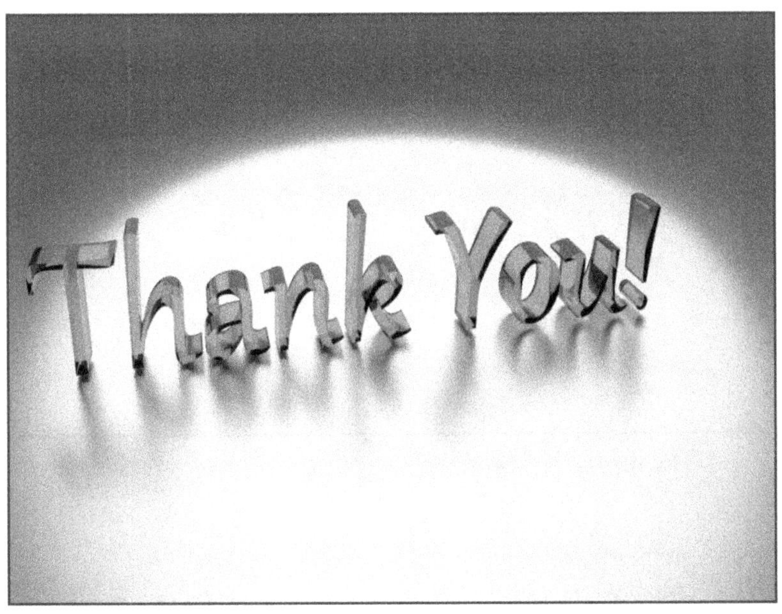

www.ingramcontent.com/pod-product-compliance
Lightning Source LLC
Chambersburg PA
CBHW081524250726
48659CB00009B/2926